上海市新闻出版专项资金资助项目

中国社会工作史料汇编(第一辑)

医院社会工作

宋思明　邹玉阶　著

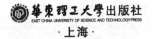
华东理工大学出版社
EAST CHINA UNIVERSITY OF SCIENCE AND TECHNOLOGY PRESS
·上海·

图书在版编目(CIP)数据

医院社会工作 / 宋思明,邹玉阶著. —上海:华
东理工大学出版社,2019.2
(中国社会工作史料汇编. 第一辑)
ISBN 978 - 7 - 5628 - 5713 - 6

Ⅰ.①医…　Ⅱ.①宋…　②邹…　Ⅲ.①医院-社会工
作-研究-中国　Ⅳ.①R199.2

中国版本图书馆 CIP 数据核字(2019)第 039669 号

内容提要

本书是我国第一部关于医院社会工作的专著,由资深医院社会工作者宋思明、邹玉阶两人合作完成。书中条理分明地介绍了医院社会工作的功能、组织架构、工作内容、工作步骤及个案记录。其中,主体内容是医院社会工作的服务内容:一是社会工作者与医生合作,共同完成疾病的治疗;二是针对病人因疾病产生的社会性问题,社会工作者独立进行"社会治疗"。本书作者既参考了西方社会工作的理论,更融合了北平协和医院社会服务部的实践,总体上以实务操作为主,具有非常强的实务指导意义。书中信手拈来的众多案例,短小精悍且恰如其分,不仅使医院社会工作理论与实务更易于理解,也使行文生动活泼、引人入胜。

策划编辑 / 刘　军
责任编辑 / 孟媛利　刘　军
装帧设计 / 徐　蓉
出版发行 / 华东理工大学出版社有限公司
　　　　　　地址:上海市梅陇路 130 号,200237
　　　　　　电话:021 - 64250306
　　　　　　网址:www. ecustpress. cn
　　　　　　邮箱:zongbianban@ecustpress.cn
印　　刷 / 上海展强印刷有限公司
开　　本 / 890mm×1240mm　1/32
印　　张 / 5.5
字　　数 / 99 千字
版　　次 / 2019 年 2 月第 1 版
印　　次 / 2019 年 2 月第 1 次
定　　价 / 78.00 元

华彩百年文章传道

风云世纪专业流芳

谨以此丛书纪念中国社会工作百年历程

谨以此丛书纪念中国社会工作恢复卅年

编辑委员会

丛书总序

自 20 世纪初社会工作专业被引入中国以来,到今天已经有了百年历史。中国社会工作的百年发展史跌宕起伏,映射出近代中国的经济社会发展与政治变动情形。

20 世纪 80 年代后期,沉寂了 30 多年的社会工作在中国内地恢复重建,当时仅有 4 所高校开设社会工作本科专业。经过近 30 年的发展,现在已有 300 多所高校开设这一专业、100 多所高校招收社会工作专业硕士,已经形成从专科、本科到硕士、博士、博士后的完整人才培养体系。与此同时,社会工作实务也渐次开展起来,到 2017 年年底,全国已经注册成立了近 7 000 家提供专业社会工作服务的社会服务机构,基本涵盖了社会工作的各个实务领域。可以说,社会工作作为一种专业制度安排,在中国内地已然获得高度认可。

回顾近 30 年中国社会工作的恢复重建历程,我们能够看到一条清晰的发展线索:从最初的"拿来主义"到本土理论和实务经验的生成。20 世纪 90 年代到 21 世纪初,中国社会工作从课程体系、教学体系到实务操作,基本上照搬了我国香港、台湾地区以及欧美国家较为成熟的模式,也出现了"水土不服"的现象。但是,中国社会工作学术界和实务界没有忘记探索自己的道路,并取得了一定成果。

从 1998 年开始,中国社会工作教育协会组织编写社会工作系列主干教材,跨出了学科自省的步伐。2001 年,王思斌教授提出了社会工作"本土化"的命题,倡导并鼓励人们根据中国的国情、政情和社情进行社会工作教育模式和实务模式的探索与理论提升。在"本土化"导向的驱动下,中国社会工作学术界和实务界努力挖掘"传统资源",检讨"西方学说",总结"中国经验"。

作为一家以社会工作图书出版为特色之一的出版单位,华东理工大学出版社一直致力于社会工作"本土化"图书的编辑出版。这次推出的"中国社会工作史料汇编"(第一辑)包括 6 种图书:《社会工作导论》(蒋旨昂著)、《现代社会事业》(言心哲著)、《医院社会工作》(宋思明、邹玉阶著)、《精神病之社会的因素与防治》(宋思明著)、《社会救济》(柯象峰著)、《社会事业与社会建设》(复旦大学社会学系编)。这些著作均为民国时期的出版物,代表了民国时期社会工作理论研究和实务经验的最高水准,具有极大的出版价值。

进入 21 世纪以来,中国的社会工作学者们通过"参与式行动研究"模式，即作为集理论研究者和政策倡导者于一体的角色深入实践开展专业社会工作，成为推动新的社会服务体系建构、社会组织发展和基层政府社会职能转变的重要力量。"中国社会工作史料汇编"（第一辑）的推出，可谓生逢其时，能够为中国社会工作学者的进一步探索提供别样的视角和有益的借鉴。

当前，中国特色社会主义进入了新时代，中国社会工作学者要以习近平新时代中国特色社会主义思想为指导，继续深入开展理论建构与实践建构，积极建设具有中国特色、中国风格、中国气派的中国社会工作理论体系和实务模式，以更好地服务于我国的社会发展、社会建设和社会治理实践，更好地服务于提升我国软实力与国际话语权的建设实践。

愿这套丛书能够更好地助力新时代中国社会工作的发展！

徐永祥

导　读

　　本书是我国第一部关于医院社会工作的专著，1944 年初版后，很快又于 1946 年再版。作者宋思明、邹玉阶两人作为民国时期医务社会工作的开拓者，有许多共同之处。两人先后毕业于燕京大学，1928 年同年进入北平协和医院社会服务部工作，抗日战争全面爆发后又都参加中国红十字总会南下抗战，一起从事军人伤残康复社会工作，直到抗战胜利，两人前后共事近二十年。20 世纪 40 年代，社会部为培育社会工作人才，委托专家撰写一批社会工作著作充作教材和参考书。由于他们对医院社会工作有丰富经验，20 世纪 40 年代，两人应社会部的邀请合著本书。

一

　　宋思明(1903—1986)，字智轩，生于直隶省迁安县(今河北省迁安市)，幼年时期读私塾，接着到昌黎读中学，后考入燕京大学社会学及社会服务学系，1928 年毕业，8 月进入北平协和医院社会服务部工作。他先后在医疗科室、外科科室、眼科和社区卫生领域从事社会工作服务。当时,协和医院每年7月由董事会给受聘人员颁发聘书,聘期通常为一年。1930年7月1日至1931年6月30日,宋思明作为个案工作员的年薪为900元。1932年7月1日至1933年6月30日,宋思明依然是个案工作员,但年薪提高到1 260元。1933年春,宋思明被调到协和医院神经精神科工作,并且升职为社会工作监督员(即督导),年薪也提高到1 440元。①

作为中国第一代医院社会工作者,他热爱此项事业,并不断在实践中提高自己的专业能力。他回忆道:"当初入医院工作时,对医学名词、一般疾病情形、病人心理之隔阂,深感困难。但著者(注:即宋思明本人)并未因此灰心,嗣由于部主任之安排,常请各医科教授讲演,借以增加许多知识。同时,于每日暇时阅读病案,对夙不熟悉之医药名词,即翻阅医药词典或向主任或医生请益,并于医生巡视病房时随同听讲。在开个案会议时,亦可学习医学术语。医生在外堂及病室检查病人时,著者亦随同看视。因此,对病情亦可逐渐略知其梗概。为多多明了各科之情况,乃每隔相当时日,即改换一科工作。如是,在五六年后再与医生谈话及谈病案史,已无若何困难。对于疾病,观其病情,即于诊断、治疗、预测获

① 刘继同:"导读",载宋思明《医院社会工作》,河北教育出版社2014年版,第7页。

知一二。"

　　1934年,北平疯人院与北平协和医院神经精神科合作,经改组后更名为北平市精神病疗养院,宋思明调任该院社会服务部首位主任,其余工作人员也都来自协和医院社会服务部。[①]宋思明将精神病社会工作者的工作内容概括为"应用科学方法辅佐医师,调查精神病发生之原因,解决病者之社会问题,以从事预防、治疗及善后工作,并借此而减少病者之痛苦、经济之损失及维系社会之安宁"[②]。当时北平精神病疗养院先后设立了护理部、工业治疗部、社会服务部和心理治疗部,逐步建立起包括药物治疗、工业治疗、社会服务及心理治疗在内的精神病专业治疗体系[③],实践了先进的"生理—心理—社会"精神医学模式。这也是我国首次有社会服务部参与到精神疾病的治疗中。

　　邹玉阶,1921年在岳州湖滨学院获文学学士学位,1925年在燕京大学获神学学士学位,1928年起至北平协和医院社会服务部工作,担任梅毒门诊的个案员。

---

① 周乃森:《一百个精神病学生个案的分析》,燕京大学社会学系本科毕业论文1941年,第12、17页。

② 宋思明:《精神病之社会的因素与防治》,重庆中华书局1944年版,第1页。

③ Y. L. Wei. The Peiping Municipal Psychopathic Hospital//R. S. Lyman. Neuropsychiatry in Peiping. CMB Inc. , box 165, folder B. : 17 - 25. 转引自范庭卫:"从收容到科学治疗:魏毓麟与北平精神病疗养院的创建",载《中华医史杂志》2013年第6期。

　　七七事变后,宋思明、邹玉阶离开北平,跟随红十字总会南下,为抗战服务。长沙会战期间,宋思明在红十字会伤兵后方医院从事伤残康复工作。据其子宋冠立回忆,宋思明很善于使用社会工作中的个案方法,他不仅教会一些残疾伤兵们掌握某种手艺,如缝纫、染纱、制鞋等,并且还聘用技术人员来教习伤兵们,使他们可以自谋生计,甚至还可以养家糊口,真正达到了社会工作中助人自助和增能赋权的状态。[1] 1940 年,红十字总会会同军政部创设了矫形外科中心,宋思明任中心主任。中心基于"英勇健儿,杀敌成残,国家虽有恤典,然而断肢残臂,失去生活机能,在人力所能挽救者,亦应设法助其复健"的理念延揽专家,于治疗外还装置义肢,并予以各种职业训练,使伤兵们"残而不废"。[2]

　　同时,为了短期快速训练医务人员,红十字会救护总队主持成立"战时卫生人员训练所",简称卫训所,各地成立分所后,改称卫训总所,1939 年春,卫训总所迁至贵阳附近的图云关。卫训总所的附属医院名为"战时军用卫生人员训练所实习医院",1944 年改称贵阳陆军医院,是 20 世纪 40 年代抗战后方一所设备先进、人才济济的正规教学医院。卫训总所的建制比一般医学院规模大得

---

[1]　常聪聪、彭秀良:"被遗忘的社会工作专家宋思明",载《团结报》2015 年 12 月 17 日第 6 版。

[2]　行政院新闻局:《中国红十字会》,行政院新闻局 1947 年印行,第 10 页。

多,学科也更加齐全,共成立了 18 个不同的学组进行教学和服务。其中,复健学组负责伤残军人的康复工作,主任由邹玉阶担任,宋思明任教官。① 因为卫训总所的主要教学人员大都来自红十字会,所以宋思明兼任卫训总所复健学组的教官,邹玉阶也在红十字救护总队里担任社会服务指导员。宋思明与邹玉阶两人再次合作,一边指导、训练受训人员学习如何进行康复服务,一边实际从事伤残康复服务工作。他们"征集各地伤残的荣军予以职业训练,补习教育,按其肢体残缺情况,予以训练,分缝纫、制鞋、织袜、藤工、木工、园艺、化工(如制肥皂鞋油)等班,并教以算术、识字及组办合作社等课目,学成后都可自立谋生或成家立业,退役为民"。这样不知道减少了国家多少负担,增加了无穷的抗战力量,自己也直接或间接学到了不少知识。"……到了蛮烟瘴地的贵阳,与荣军并肩种起菜来的时候,举凡播种施肥、除虫松土,都要自己下手,眼看着手植的菜蔬欣欣向荣,结成瓜果,真有说不出的高兴。"②

抗战胜利后,红十字会的专家大都在 1946 年上半年先后离开贵阳。③ 邹玉阶到南京筹办南京伤残重建院,宋思明到上海担任

---

① 薛庆煜:"在贵阳图云关的红会救护总队",载《贵阳文史资料选辑》(第 22 辑)1987年版,第 44 页。

② 宋思明:"从事伤残重建工作所得的经验",载《教育与职业》1949 年第 205、206合期。

③ 杨锡寿:"回忆贵阳陆军医院",载《贵阳文史资料选辑》(第 22 辑)1987 年版,第175 页。

上海伤残重建服务处主任,继续从事伤残康复社会工作。

1947年1月,南京伤残重建院筹备处成立,邹玉阶被社会部任命为筹备处副主任,后为代主任。同年5月13日,社会部又任命邹玉阶为院长。① 他满怀信心地表示:"新的事业带来了我们新的工作精神,但愿南京伤残重建院在工作上的成就,能替中国社会工作界写下辉煌的一页。"②南京伤残重建院在业务方面筹备设立四个工作部门,其中包括社会工作组,职责为:掌理个案调查,就业指导,职业介绍,以及保持重建院和外界各医院、学校、社会工作机关的密切联系等事项,病人在院中的生活情形和出院就业情形亦由其督导。直到该院迁至台湾,邹玉阶一直担任院长一职。1949年,邹玉阶赴台,1951年,台湾大学医院成立社会服务部,他出任该部的首任主任。③

1947年6月,行总拨款并委托中华职业教育社在上海成立伤残重建服务处,宋思明任副主任,后升为主任④。服务处的工作对象除一部分退役军人外,多数是伤残市民,服务处的目的是"使伤残人在体力方面、心理方面、职业方面及社会方面都能恢复"。服

---

① 《为函达邹玉阶院长就职日期的公函》,南京档案馆,档案号1012-1-44。
② 邹玉阶:"筹设中的南京伤残重建院",载《社会工作通讯》1947年第4卷第9期。
③ 林万亿:《当代社会工作:理论与方法》,五南图书出版股份有限公司2006年版,第146页。
④ 宋思明在1947年10月的《家》杂志发表"儿童法庭听审记——美国观感"一文时,作者介绍为"行政院善后救济总署上海伤残重建服务处主任"。

务内容包括：替伤残者向医院接洽医疗，为伤残者提供训练技能的机会，向公私团体介绍适于伤残者的职业等。这种性质的服务机构，当时在国内尚属首创。在宋思明的主持下，上海伤残重建服务处的工作取得了一定的成效。据统计，上海伤残重建服务处自1947年6月成立至1951年4月移交给中国人民救济会上海市分会将近4年的时间里，累计为200多名上海残疾市民提供了伤残重建服务。① 1947年，宋思明赴美国考察残疾人康复工作，结合自己在上海伤残重建服务处的工作实践，宋思明提出了我国开展伤残康复工作的两种视角：微观上采用个案工作的方法，宏观上加强社会政策的完善。② 针对儿童伤残问题，宋思明综合在上海伤残重建服务处服务残疾儿童的经验，也提出了提高残疾儿童福利的主张。③ 1947年9—12月，为提高儿童教养机关工作人员的职业能力，上海儿童福利促进会与上海儿童福利团体联合会举办上海儿童福利团体工作人员培训班。宋思明作为特邀专家讲授"精神病之预防治疗及个案举例"④。1949年8月26日，中华职业教育社召开了特殊教育工作者会议。会议通过了筹组全国特殊教育

---

① 王安："民国时期残疾人康复服务机构回顾——基于上海伤残重建服务处的史料"，载《残疾人研究》2014年第3期。
② 宋思明："伤残重建与个案工作"，载《社会建设》1948年第1卷第5期。
③ 宋思明："我们怎样服务残疾儿童"，载《儿童与社会》1948年第1期。
④ 曹友蓉："心理卫生与儿童福利工作——丁亥心理卫生座谈会工作述略"，载《儿童与社会》1948年第3期。

工作者协会筹备会的决议,宋思明等 5 人被推举为筹备委员。[①] 之后,随着社会工作专业的取消,宋思明离开了他钟爱的社会工作职业,到上海一所中学教书,直到退休。1986 年 4 月,宋思明逝世于上海。

二

本书篇幅并不大,总共 4 万余字,但却条理分明地将医院社会工作的各个方面介绍得十分完整。著者在介绍医院社会工作的功能、组织架构、工作内容、工作步骤及个案记录时,既参考了西方社会工作的理论,也融合了北平协和医院社会服务部的实践,总体上以实务操作为主,具有非常强的实务指导意义。如在医院社会服务部的组织架构方面,著者认为,医院社会服务部应由主任、副主任、监督员(Supervisor)、高级社会工作者(Senior Worker)和初级社会工作者(Junior Worker)组成,另配秘书若干负责事务性工作。这种组织形态包括了行政、业务、督导、事务诸系统,结构完善、精练,行事效率也高。在社会工作者的工作分配方面,著者主张按科分配,这样既有利于社会工作者与该科医生的经常联系和

---

① "上海市特殊教育工作者筹组协会成立 发表对特殊儿童与成人重建计划之意见书",载《教育与职业》1949 年第 208 期。

密切合作，也能使社会工作者尽快掌握某科的医学知识，更加精通该科服务业务。再如，医院里的病人可能面临哪些问题呢？书中详细罗列了如内科、外科、小儿科、骨科、耳鼻喉科、皮肤科、眼科、瘤科和妇产科等52种之多，这些问题看似琐碎，实则非常具有代表性，对医院社会工作初学者有很强的指导性，使他们刚入医院时不至于脑中空空。而且，书中信手拈来的众多案例，短小精悍且恰如其分，不仅使医院社会工作理论与实务更易于理解，也使行文生动活泼、引人入胜。

在医院社会工作者的品质要求方面，著者认为主要体现在两个方面。第一，学识方面。强调除应在大学主修社会工作外，还需爱好文学，增加识人辨物的能力。① 此外，社会工作者还应学习生物学、经济学、教育学、法律学、医学、精神病学、心理学、社会学等，因为这些知识与人们的日常生活密切相关。第二，经验方面。著者认为工作时间越长，经验越多，工作能力也越强。工作者凡事要亲力亲为，虚心接受督导训练，使经验更快增长。

本书的主要内容是论述医院社会工作者服务的内容：一是与医生的合作；二是独立进行"社会治疗"。下文分别叙述之。

---

① 社会工作的先驱瑞池曼女士和我国医院社会工作创始人浦爱德女士都酷爱文学，本书著者可能受到她们的影响。

三

美国医院社会工作的创始人卡伯特医生提出医院治疗工作应进行多方合作,即建立包括医生、护士、心理学家、牧师、社会工作者及病人合作的机制。[1] 20 世纪初,社会工作者进入医院系统,其首要职责即与医生合作,沟通医生和病人的关系,并且把沟通的范围追踪延伸至与病人生活相关的社区之中。这一观点在当时几乎是共识。曾经的北平协和医院社会服务部社会工作人员张中堂称"社会服务部是医生和病人之间的桥梁"[2],吴桢也认为"社会部的任务首先是帮助病人与医生合作,接受医生的医嘱和治疗方案"[3]。当时有研究者也得出同样的结论:"社会服务员有如一座桥梁,医生之治疗方法,借其辅助,始能实行,病人之疾病亦须借其功能,始能得到治疗之实效,如医院中无社会服务员,医生对于疾病诊断之准确性与治疗之成效,便可因之而减低。"[4]本书著者总结道:"医院社会工作,借调查方法,可以得到关于病人之社会生活

---

[1] Richard C. Cabot. *Social Service and the Art of Healing*, New York: Moffat, Yard and Company, 1914, p. 38.

[2] 张中堂:"社会服务部二十年",载政协北京市委员会文史资料研究委员会编《话说老协和》,中国文史出版社 1987 年版,第 362 页。

[3] 吴桢:"我在协和医院社会服务部",载政协北京市委员会文史资料研究委员会编《话说老协和》,中国文史出版社 1987 年版,第 375 页。

[4] 李槐春:"医院社会服务之功用",燕京大学社会学系学士毕业论文 1941 年,第 45 页。

状况,并将此种材料,转告医生,以便医生对疾病作明确之诊断,可使病人得到适宜之治疗。""医院社会个案工作员,系医院与病人中间之媒介。"社会工作者在与医生合作、辅助治疗方面的服务主要体现在如下内容上。

第一,向病人解释病情、治疗方法等。医生因为工作繁忙,很少能将病情、治疗步骤及出院后的休养办法——告知病人或病人家属,病人往往因为对治疗方法不明了而发生误会。当时人们大都缺乏医疗常识,病人总以为无论什么疾病只要经过医生一看,吃剂药或敷点药便会痊愈,其他一切如体液检查、X 光检查与社会事实调查等都是多事之举。于是病人往往有些不耐烦,时常会轻易放弃治疗,这就需要社会工作人员详加解释。有的病人性格固执,对社会工作人员的解释一时很难完全明了,社会工作人员还要很耐心地"以平俗语言与浮浅之比喻,多为讲解"。如果病人仍不信任,病情又不是太急重时,社会工作人员便"择日作家庭访视,再为劝导"。有时社会工作人员也会先帮助病人解决眼前的问题,取得病人信任后再进而辅导他实施治疗。有时病人的问题不方便向医生咨询,也会委托社会工作人员代为询问。此外,协和医院的建筑面积大、房屋多、机构门类复杂,"病人初入医院时,系完全改换一种新环境,正如迷途羔羊,需要同情者之指引,为之解释医院规章"。

第二,有时医生在诊断与治疗时,需要了解病人的社会背景,于是社会工作人员除与病人晤谈外，还需要作家庭访视，详细观察其家庭环境，必要时还须到病人的亲友、雇主处及其他有关处调查，尽量搜集与病人有关的事实材料，以供医生参考。平时，社会工作人员所作的个案调查、写的个案史装订在病历里，对医生作医学科研有极重要的参考价值，也可以帮助医生作出准确诊断，帮助医生实现他的医疗方案。协和医院规定各科室每周开一次例会，由科室主任会同科室全体医生至该科病房巡查，社会工作人员也随行查房，并与饮食部主管人员、护士一起参会，讨论各项有问题之个案，彼此交换意见，共同促进治疗。

第三，对病人进行随访。随访是指医院对曾在医院就诊的病人以通信或其他方式，定期了解患者病情变化和指导患者康复；同时也方便医生对病人进行跟踪观察，掌握第一手资料，以进行统计分析、积累经验，有利于医学科研工作的开展和医务工作者业务水平的提高。宋思明也认为"此不特于病者有益，亦于医学进步有莫大之关系"。

实际上，医院社会工作者还要辅助医学院的教学、科研及其他如供血等工作。如北平协和医院的医生除医疗工作外，还有教学、科研任务，须做临床实验。社会上有些无依无靠的赤贫者或乞丐身患不治之症，符合医院某种研究课题的需要，这类病人来求医时，社会服务部即安排他们免费住院，如果他们死亡，尸体即供医学院学生做解剖用。① 有时医生需要病愈出院的病人作教学示范,也通过社会工作人员去联系病人。医院还经常需要供血人员,但是由于人们的思想观念陈旧,供血人员难以寻找。社会服务部会到街上寻找一些贫困人士,或者是街头的流浪汉,说服他们到医院供血。可能著者认为这些工作并非必要,因而没有在本书中呈现这些内容。

四

医院社会服务部的任务除了配合医生治疗外,更重要的是独立进行"社会治疗"。我国医院社会工作的创始人浦爱德女士认为,"医院社会服务存在的主要理由与医生或医院其他分支部门存在的理由完全一样,即照顾和关爱病患,研究和消除引起疾病的病因。医院社会工作者使用的疾病定义是现代性的,即所有妨碍一个人享受自我完满生命状态的事情都是疾病。社会服务员探寻一切失能和疾病的原因,并且努力探寻可以消除这些病因的方式"。"即诊断前必须知道导致失能和疾病的所有原因,假如这种治疗不局限于姑息治疗,而是必须对症施治和根除病因的话;……病因和治疗方法常常蕴藏于病人的个性、人格和病人的生活环境之

---

① 吴志端:"四年护理工作忆往",载中国人民政治协商会议北京市委员会文史资料研究委员会编《文史资料选编》(第34辑),北京出版社1988年版,第106页。

中。"①卡伯特医生就认为,社会工作者在医院的核心任务是改变病人的人格。② 本书著者称之为"社会治疗":"医院社会服务部之成立,即系与医生合作,将病人遗传之要素,以及私人生活、工作状况、家庭现状、疾病发生等种种情况调查清楚,一方面辅助医生,作迅速及正确之诊断与治疗,同时并因于医院社会工作,系为社会治疗,故对于致病之社会原因,及因疾病而生之社会问题,亦逐步加以克服"。实际上,"社会治疗"并不是本书著者首次提出,早在1941年,李槐春就已使用了这一概念:"社会治疗,乃是以种种服务方法,来解除病人之问题,而使之达到痊愈之目的。"③

要进行"社会治疗",必须运用个案社会工作方法,即"从个人、家庭和社区的角度看,每位病人都应单独地予以研究"④。本书在界定医院社会工作时,称其"又名医药个案工作(medical case work),因其所服务者,非为团体,而系以病者个人为对象",因而医院社会工作者在本书中一概称为"医院社会个案工作员"。在协和医院社会服务部建立之前,个案社会工作在中国尚少有人知道,

---

① [美]浦爱德:"北平协和医院社会服务部1927—1929年度报告",谷晓阳译,载《社会福利(理论版)》2014年第5期。

② Richard C. Cabot. *Social Service and the Art of Healing*, New York: Moffat, Yard and Company, 1914, p. 82.

③ 李槐春:"医院社会服务之功用",燕京大学社会学系学士毕业论文1941年,第58页。

④ [美]浦爱德:"北平协和医院社会服务部1927—1929年度报告",谷晓阳译,载《社会福利(理论版)》2014年第5期。

"个案工作还没有被人使用过"[①]。可以说,个案社会工作在医院的运用大大促进了我国社会工作专业化的进程。如许烺光强调,个案社会工作的"科学性"一方面体现在"以科学方法的个案调查",注意个人与环境的互相适应进展过程;另一方面是助人的目的——"求个人最大限度的自力更生"[②]。本书著者也秉承"人在环境中"和"助人自助"的理念,更进一步概括医院个案社会工作的科学性即在于其有一定的步骤:"第一须有彻底之调查;第二即根据调查之材料加以研讨,而成立社会诊断(social diagnosis);第三即按社会诊断而作治疗之计划;第四即按计划实行,以从事社会之治疗。"社会调查是社会治疗的根据,外出拜访调查也是医院社会工作不可缺少的步骤。浦爱德在与每位社会工作人员讨论个案时,必先问对此个案曾否经过调查,如仅凭病人口述获得的材料而未经外出调查,她便表示不满意,即令再去调查。本书著者尤其重视对病人的调查工作,此部分不仅篇幅最重,内容也十分丰富。著者虽然参照了瑞池曼《社会诊断》一书的调查手法,但更重要的是依据当时协和医院的工作实际总结出具体的操作策略。如因为医

---

① [美]浦爱德:"医务社会工作者:他们的工作与专业训练",唐佳其译,载《社会工作》2008 年第 4 期(下)。
② 许烺光:"介绍北平协和医院社会服务部的工作",载《益世报·社会服务版》1937 年 2 月 15 日。

生的至高地位及其对社会工作人员的误解，社会工作人员与医生交谈时需格外小心四点：一是亲自晤谈；二应善用适当时机；三不可先于医生下诊断；四应与医生合作，切忌与医生有意见冲突。又如社会工作人员与病人之会谈时，需特别注意的有 9 处之多。再如外出调查的对象繁多，包括病人的家庭、亲戚、朋友、雇主、同事、邻居、地主、教会、法庭、监狱、医药卫生机关、学校、医生、警察、各社会服务机关、政府机关、公会、军队等。社会工作人员对各类对象进行调查时，"一切举动应合于当地社会之风习，及被调查者社会之背景（如为上、中或下阶层家庭等）"。社会诊断阶段，本书著者采用西方社会工作先驱瑞池曼（M. E. Richmond）、汉密尔顿（G. Hamilton）、希利（Dr. Healy）及布朗（Dr. Brown）等人的理论，建议召开诊断研究会。制订社会治疗计划阶段，本书著者强调与病人沟通后达成一致意见，以取得病人的合作，"在所有意见之中最要紧者，则为病人本人之意见"。最后是计划的执行——社会治疗阶段，著者强调：20 世纪 30 年代以来，医院社会工作的工作取向由偏向物质治疗转向病人自助，即"病人由被动而变为主动。盖以病人因问题之压迫，不能自行解决而困蹶，如吾人仅以给以物质之协助，虽能救济于一时，但绝不能持以久远。有时且使病人养成依赖性，欲海难填，而无已时"。

进行"社会治疗"，另一重要措施即为病患链接各类资源。本书提出:"一位做社会治疗最成功的人,即利用其他机关最多的人。"协和医院社会工作人员非常重视家庭的作用,认为这是中国社会文化的特质和中国家庭制度的优点。浦爱德发现:"社区能够为个案工作提供足够的帮助。从家庭到远房的亲戚都在分担着大大小小的责任。家庭朋友、中年男子、村子或街道中年龄较大的人、雇主,每个人都具有他们所意识到的责任,只是有的大一些,有的小一些而已。"①因此,有的个案(病人)或家在外地,或家庭不和,或家人对病人态度冷淡者,社会工作人员总设法取得病人家属的支持和合作。同时促进病人的上司与医院合作,协助病人康复。在西方,社会工作多是依托于一些正式的福利机构来进行,而在1949年前的中国,正式的福利机构比较少,因此医院社会工作很大程度上须借助于非正式的社会支持网络进行,如家庭、家族、朋友关系网、雇主等。当然,北平协和医院社会服务部也积极寻求社会正式资源,与北平怀幼会、家庭福利会、妇婴保健会和公共卫生事务所等有着密切的合作,社会服务部社会工作人员于汝麒、林淑云、于慧珍分别任上述三会的董事。② 据统计,社会服务部曾经合作的机构还有北平社会局建立的各贫民院、天主教孤儿院(缝纫

---

① 〔美〕浦爱德:"医务社会工作者:他们的工作与专业训练",唐佳其译,载《社会工作》2008年第4期(下)。
② "北平协和医院第二十五次报告书",1933年印刷,第47页。

室）、西山孤儿院、孤儿学校、育婴堂、美国公理会缝纫俱乐部、燕京地毯厂、道济医院、公理会同仁医院、北平中央医院、红十字会医院、燕京大学成福药房、西山疗养院、霍普金斯疗养院、菲利普斯护理之家等。为了弥补社会机构之不足,北平协和医院社会服务部还在医院附近设立了三个病人调养院。

实施社会治疗后,病人痊愈出院,医院社会工作有时仍有继续的必要——善后服务。所谓善后服务,指社会治疗结束后的跟进服务,即"对于有特别情形之病人,仍加以指导及辅佐之谓"。著者根据自己多年的工作经验,认为需要善后服务的病人包括:脑科和精神科病人、内科慢性病人、肿瘤科病人、骨科病人、鸦片成瘾者、非婚生子的产科病人以及无人抚养的婴儿。北平协和医院社会服务部在善后服务方面最突出的工作当属与北平怀幼会合作安置无人抚养的婴儿了。关于北平怀幼会的起源,宋思明认为是因为北平协和医院出生的非婚生子女、贫穷人家因生育过多而无力抚养,或家庭变故,如父或母病故(在医院接受过治疗)而乏人照料,或发育不良、营养不足以及天生低能的婴儿,都需要社会服务部的善后处理。1926年,浦爱德鉴于上述婴儿增多,又没有一适宜机关安置,遂召集多位医学界名流夫人组织起北平怀幼会。而专门研究北平怀幼会的麦佳曾则提出,是1924年北平热心慈善事业的名流夫人们因感到当时私生子被遗弃及贫苦家庭无力抚养其子女者日众,遂发起组织这一收养弃婴之机关。因为麦佳曾在研究中均使用一手原始资料，应是可信的。[①] 北平怀幼会成立后，凡该会会员，不但须每年捐助五元以上，而且每人须选择一名婴儿抚养于自家中，婴儿的费用由该会供给。后因发生种种问题，怀幼会遂于 1928 年邀请协和医院社会服务部协助办理，将儿童分别寄养于协和医院的女调养院和儿童寄宿房舍中，雇用保姆照顾。虽然该会的主要负责人多为协和医院社会服务部的职员，因而与协和社会服务部有极大联系，但事实上，该会仍为一独立组织，而非附属于协和医院。北平怀幼会对婴儿的安置有集体养育、收养和寄养三种方式。对此，本书著者都有详细说明，对当代弃婴和孤儿的安置也有借鉴意义。

最后值得一提的是，著者十分注重个案记录的保存，即社会工作人员将一切调查所得、社会诊断、计划、治疗之步骤及结果等记录下来，包括社会工作人员对此个案的观察印象、困难心得等，由专人保管。这种对个案记录的强调，是北平协和医院重视病案的体现，也给后人留下了珍贵的一手资料。[②]

王春霞

2018 年 10 月 4 日

---

① 麦佳曾："北平怀幼会的研究"，燕京大学社会学系学士毕业论文 1939 年，第 22 页。
② 张岭泉：《北平协和医院社会工作档案选编(1921—1950)》，河北教育出版社 2014 年版。

目　录

第一章 绪 论

生老病死虽为人生必经之路程,但此四者中之令人最感痛苦者,莫如患病。而疾病之生,又将有若干问题,随之而来,使病人因而一蹶不振,致演成社会一大问题。著者于北平协和医院社会服务部工作时,对此种情事①,屡见不鲜。常闻部主任言,一人之患病,正如其人于行路时,突为石块绊倒,如情势稍轻,当可自行立起,否则须待他人之扶持。此喻虽颇浅显,但确足明示吾人之疾病正如为石块绊倒,当有痛苦;跌重须人扶持,正如因疾病而引起之问题,须医生及医院社会个案工作员之辅助然。

社会问题有时系随疾病以呈现,而疾病又多因社会环境之失

---

① "情事",指事情。——编者注

调以发生。此种循环状态,生生不已,将无止境。医院社会服务部之成立,即系与医生合作,将病人遗传之要素,以及私人生活、工作状况、家庭现状、疾病发生,种种情况,调查清楚,一方面辅助医生,作迅速及正确之诊断与治疗,同时并因医院社会工作,系为社会治疗,故对于致病之社会原因,及因疾病而生之社会问题,亦逐步加以克服。此不但能使病人早日恢复其健康,以从事其原来正常之生活,并可预防其治愈后,再回至不适宜环境之危险,以免人力物力及财力之空耗。

疾病问题为社会问题中之最重要而急待解决①者,已为不可否认之事实。盖吾人欲求社会之建设,关于经济之开发、政治之改进等,固为急务,但对疾病之防护治疗,更属不容忽略。即以美国蓝金教授(W. S. Rankin)所估计疾病在美国之影响而论,平均每人每年有七日患病,四十分之一人口在病中。在一千人中有五人(因)患肺痨、毒瘤、心脏病、血管病、长期不消化病,及因生产不治之外科病等,而失去工作能力。每年为疾病治疗之费用,需二万五千万美金之多。我国疾病之统计,著者现无确切之材料,可供参考。但据蓝木森②书中提及疾病之在我国,即以死亡率而论,各专家之估计为千分之三十。若以此计算,则每年每千人中之死亡率,

---

① 现多用"亟待解决"。——编者注
② 疑应为"蓝金"。——编者注

即较欧美各国多十五人。若以我国人口四万五千万而论，则过数（或不当死亡而死亡）之死亡，每年即有六百七十五万人之多。惜于每人医药费用，无平均之统计。但以最低每人每年四元论（此多就一九三一年之各种统计），每年医药费，即以此过数之死亡人口计，已须二千七百万元。其他物质及精神方面之损失，更不论矣。

医院社会工作，即针对此问题而产生者。但此种工作，系一种科学化之专门工作。在我国虽有二十余年之历史，但尚无任何专门书籍论及此种工作之方法与步骤。著者从事医院社会工作，已十五载于兹。原拟本于自身与同工多年之经验，早日编成此书，以介绍此种工作于社会。迄未能如愿。兹应社会部之约，限期完成此书。遗漏之处，在所不免，但主要目的，系将此种社会工作之方法与步骤，作一有系统之介绍，用作训练教材及实际工作之参考，并望此种社会工作能以普遍推行。

第一节　医院社会工作之意义

医院社会工作，系社会工作之一种。不过其工作范围，只限于服务在医院就诊之病人而已。医院社会工作，又名医药个案工作（medical case work），因其所服务者，非为团体，而系以病者个人为对象，其所解决之社会问题，亦系因疾病而发生之社会问题，不过因问题性质不同,而解决此问题之办法亦随之而异。譬之有人因患心脏病,应由重工作改为轻工作,经社会个案工作员与原雇主相商,将病人之工作,按医生之意见改变,同时工资又不受影响,自可不生问题。若病人之雇主,并无适当之轻工作为病人改换,或改换后其工资即须减低,此时工作人员即须设法为病人另谋工作。或为病人补足工资之损失,以维持其家庭生活计,有时须为其家庭中之他人,再谋一种职业。如此,似已因病人一人之问题,而牵动其他人。但实际则仍以病人个人为中心,不过为欲解决病人个人之问题,而采用不同之办法而已。

一般人以为医院之设立,系为疾病之治疗,无须添设一医院社会服务部,以增加医院之经费。讵知人之患病,无论其为贫富,病之本质,即为一社会问题。其贫者因疾病丛生而愈贫,愈贫而无力讲求卫生,及获得适宜营养,则愈易患病。患病后种种社会问题即随之发生。如此循环不已,乃成社会上之一极大问题。即富者之患病,因其经济宽裕,自表面观之,似无若何问题。但一人因疾病缠绕,其本人即由生产者变而为社会之附庸,社会本身直接间接既已受其影响。至于因疾病所引起家人精神上之不安,更无论矣。

医院社会工作除辅佐医生从事疾病之诊断(diagnosis)及治疗(treatment)外,因其工作之目标,系为社会治疗,故病人之社会问题,须有赖于社会个案工作员之协助,以谋解决,使彼恢复其社会上原有之地位，即以医院本身而论，因医院社会服务部之成立，既可谋病人之福利，又可增进医疗工作之效率。此外因该部与外界各社会服务机关作有效之联系，其在社会上之地位，亦可随之而增高。

第二节 医院社会工作之功能

1. 医院社会工作，借调查方法，可以得到关于病人之社会生活状况，并将此种材料，转告医生，以便医生对疾病作明确之诊断，可使病人得到适宜之治疗。同时医院社会工作，为辅佐病人解决一切招致疾病之社会问题，可使病人出院后，不致因此问题而复犯，因而此种工作亦为医院治疗（hospital therapy）之一部。

2. 医院社会个案工作员，系医院与病人中间之媒介。医生因有其自己之工作，很少能将病情、治疗之步骤，及出院后休养之办法，一一告知病人，或病人家属。同时病人或病人家属关于病症之治疗等问题之询问，亦感觉不便。或因语言常识种种情形，不但不能获得彼等所愿知之详情，反易招医生之烦恼，而不得要领。医院社会个案工作员，可将病人或家属之问题向医生代询，又可将医生之意见转为解释于病人或其家属，使病人得以安心治病。最要者，病人初入医院时，系完全改换一种新环境，正如迷途羔羊，需要同情者之指引,为之解释医院规章,渐渐使病人与医院打成一片,对于疾病之治疗,当有莫大之帮助。

3. 医院社会工作能使病人完成治疗——"病来如山倒,病去如抽丝",诚为一种经验之谈。人之患病,不论其为急性、慢性,都须经过相当时日之治疗,直至医生认为已愈时,始可放心。但一般病人多不能依医生之劝嘱,以完成其治疗,以致病魔不但未能完全驱除,反较不治时更为加重。即以花柳病①一项言之,若干患花柳病者,经一两次打针之后,因病象已无,即自认全愈②,不知此梅毒病菌因受一两针之激刺③,在病人身中,更为活跃。倘不继续打针,不但无益,反而有害。诸如此类病症,不胜枚举。但医生决无④时间劝导每一病人按时就诊。其应续来就诊之病人,医院社会个案工作员,倘能作一有系统之记录,用随访(follow-up)方法,使之依时来院就诊,庶免发生许多枝节。

4. 医院社会工作能将医生之计划付诸实行——医生因治疗之需要,不论在门诊处或病人出院时,常嘱告病人或其家属,应如何继续治疗,始克有效。但一般病人往往限于经济之关系,不能依医生所嘱者实行,如此,徒耗医生之心血,无补于实际。譬之一骨

---

① 花柳病,指梅毒。——整理者注
② 现多用"痊愈",此后不再赘述。——编者注
③ "刺激"的意思,此后不再赘述。——编者注
④ 现多用"绝无",此后不再赘述。——编者注

科病人,须置有拐杖徐徐练习行走,但病人无钱购置。又如一眼科病人须购用眼镜,以矫正其目力,但病人之入款不敷配购。再如病人系其家庭中之唯一生产者,因患肺痨,需要一年之休息,但一旦停工,则全家即有冻馁之虞,如不休息,非但疾病不能好转,反能变本加厉,社会问题,亦将因此更形严重。凡此种种,均非医生所能解决者,而必赖于社会个案工作员之努力,使医生之计划得以实现。社会问题得以迎刃而解。

5. 医院社会工作乃为"久病"(chronical disease)[①]及"残疾"(disabled)病人之唯一依靠者——来院就诊之病人,一经查出确系长期病症,如肺结核、心脏病、神经衰弱等,医院即不能长久收容,全赖社会工作员设法安排,使其得适宜之休养。此外一切残疾病人,如盲目、聋哑、肢体残缺等病人所造成之社会问题,亦赖医院社会工作予以解决。

6. 办理病人调养工作——病人出院后,须有相当时期之调养,然后再行检查及治疗。如骨病、瘤病等等,多不能经一次之治疗即为完结。但此种病人之疗养等问题,皆非医生所能顾及,而有赖于社会工作员之助。

7. 医院社会工作能减低医院经济负担——除专为营利之医

---

① chronical disease,慢性病。——整理者注

院外,一般国立及附有医学校之医院,多有减免费办法。社会个案工作员,本其调查之结果,使贫者能得其实惠,富者不能以欺骗方法,谋取利益。同时,病者夙知某医院有此设备①,精神物质皆有所凭借,自然闻风而来,收入亦可随之加多。

8. 医院社会工作,能将医院之一切行政功能,传达于社会大众,同时将外界各种社会事业之情况,转达于医院,使医院与社会毫无隔膜,共同合作,彼此为社会服务之力量均可增加,其效果将更完善。社会工作员,因与外界接触甚多,能随时供给院方以甚多之意见,使医院行政组织得以改善,以适合社会之环境。

9. 保护个人及团体免受传染病之危险——以免除传染病之原则及方法,传示于病人及团体,此则与公共卫生机关合作办理者。

10. 医院社会工作系用一种个案工作方法,以谋种种问题之解决。此法可供其他社会事业团体之采用。同时此种工作,因关系疾病之治疗及管护,亦可为医学生、护士生之教学课目,使彼等对于疾病与社会环境之联系有一深切之认识。至于此种工作之记录,亦为研究社会问题者之一种最好材料。

———————————

① 此处的"设备"指上文的"减免费办法"及医院的一系列措施。——编者注

11. 医院社会工作并可解决许多有关之社会问题——疾病系社会病态之一种。此病态之铲除,有赖于医院社会工作者甚巨。其要点已如上述。此外尚有表面系属疾病问题而实际则完全为一种社会问题者。如自杀者治愈后之善后问题,精神病病人之保护问题,职业疾病之减少问题皆是。此种病症,与其连带之社会问题,既关系重要,自属医院社会工作之范围。此种问题之解决,亦即社会问题之解决,其有助于社会之治安,自不待言。

第三节 医院社会工作之起源

医院社会工作,自有其发展之历史。不过其产生年代,较其他社会工作尚为幼稚。著者为欲追叙其源流起见,特将其历史之发展简捷叙出,使读者得以知其梗概。

医院社会工作系由社会工作(social work)脱胎而来者。社会工作种类甚多,大别之可分为六种。即医药社会个案工作(medical social case work)、假释工作(probation work)①、巡回教师工作(visiting teacher)、精神病个案工作(psychiatric case

---

① probation work,应为"缓刑工作"。——整理者注

work)、儿童辅助工作(children's aid work)、家庭个案工作(family case work)。不过此六种社会工作亦非依序发展而来,均系应时代之需要随时产生。

社会工作之起源,最早当推英国之贫穷救济法(*Poor Law*)①,至纪元一八六九年又有伦敦慈善救济会(London Charities Organization Society)②之产生,为调整救济之办法,并负责调查贫穷之原因,至一八七五年美国国立救济联合会(State Charities Aid Society)问世,可谓社会工作之萌芽时期。

医院社会工作,亦起源于英国。一八九五年,经罗查理(Sir Charles Loch)及蒙地非(Colonel Montifiore)详细研究后,报告于上议院批准,然后在伦敦皇家免费医院(Loyal Free Hospital)首先创立。其后美国医院内亦有社会服务部之成立,其倡导实施,应归功于卡博教授(Richard C. Cabot)③。卡医生系麻萨求赛省立医院(Massachusetts General Hospital)④最热心社会工作之人,经

---

① *Poor Law*,现译为《济贫法》。——整理者注
② London Charities Organization Society,现多称"伦敦慈善组织会社"。——整理者注
③ Richard C. Cabot(1868—1939),美国麻省总医院内科医生,受社会工作者研究儿童的家庭背景和社会状况并在此基础上提供帮助的启示,决定将社会工作引入该院,和医生一起处理与病人医疗相关的社会问题。在 1919 年之前,麻省总医院开展的社会工作所需经费都是他通过各种途径筹集的,之后由医院提供。著有 *Social Work: Essays on the Meeting-Ground of Doctor and Social Work* 一书(1919 年出版)。——整理者注
④ 现多译为"马萨诸塞州总医院"。——编者注

彼提倡,于一九○五年,在该医院首先成立社会服务部。因在其行医过程中,深觉社会工作对于疾病诊断及治疗,有莫大之帮助。彼见许多病人,经医生所嘱如何办法后,复诊时仍无若何进步。经彼仔细询问,发现有甚多之社会问题,非医生所能解决者。彼曾见一位母亲,抱来一营养不足之婴儿就诊。医生虽将婴儿应食之食品如牛奶、鸡蛋等,详细示知,但因小孩父亲之失业,一家面包尚发生问题,更无力顾及小孩之营养。卡医生对此类情事,受刺激颇深,因之亦成为彼提倡添增医院社会个案工作员动机之一。

此外彼又顾及医生因过去之训练,全注重一人体质方面之痛苦,易使医生之眼光趋于狭窄,视人如机器,头痛治头,脚痛治脚。至于有关治疗之其他方面,则无暇顾及。卡医生为补足此项缺欠起见,认为社会服务部,系医院不可或少之组织。彼平日与助手讨论病情时,有四项问题必随之提出。即此病人之体质状况如何?此病人之精神或心理状况如何?彼之物质环境如何?彼之心情及精神环境如何?彼常言良医对于病人身体之状况及其品德如何,成长于何种物质状况之下,及在其生活中受何等心①情及精神方面之影响,凡此必须一一知晓。但此类事项,非

---

① 原文此处空缺,据上文补"心"字。——整理者注

医生之力所能及，而必有赖于医院社会个案工作员之协助，卡医生为使医生多明了社会问题，社会个案工作员多明了身体方面问题，特与波斯顿①医院社会服务部，共同成立训练班，使两方面之学生均明了对方之工作，如是对治疗方面、合作方面，增加许多便利。

由于波斯顿医院社会服务部之成立，美国各大医院，对于社会工作在医院之重要均渐有认识，因此其他各大医院，遂均增设此种工作。全国医院社会个案工作员，并组织一联合会，每年择地举行，宣读研究论文，并有名人演讲刊行专集。其后并与英国医院社会个案工作员取得联系。有时亦在英伦开会。美国社员并有《医院社会工作》(*Hospital Social Service*)杂志问世，专为讨论医院社会工作之技术，及其他种种问题，从事此种事业者，多奉为南针。

第四节　医院社会工作在我国之发展

医院社会工作，在我国亦已有二十余年之历史。第一个医院服务部，系在北平协和医院成立者。该部主任浦爱德(Ida Pruitt，

---

① 现多用"波士顿"，此后不再赘述。——整理者注

美国籍)女士①,系专门研究医院社会工作者。因生于我国,对我国语言风俗,皆甚娴习,主持此种工作,诚为得人。嗣因工作之要求,职员人数亦随有增加。经浦女士惨淡经营,该部工作之重要性,不数年即为全国各医院所认识,皆纷纷要求该部派人前往主持工作。即其他有关社会服务机关,亦请求派人指导。因于一九二九年北平有家庭福利会及节制生育所两机关之成立,皆聘该部督导员前往主持。一九三〇年济南齐鲁医院,一九三一年南京鼓楼医院、上海红十字会医院,先后成立医院社会服务部,皆向北平协和医院聘请该部督导员予以指导。此外,重庆仁济医院与上海仁济医院,亦先后派员至协和实习,期满后回院任社会服务部主任职。最后南京中央医院亦经该部接洽,派人成立社会服务部,因"七七事变"突起,该院内迁,事遂搁置。

---

① Ida Pruitt(1888—1985),国内文献也有译成"浦爱德""普爱达""艾达·普鲁伊特""艾达·普律特"和"普鲁伊特小姐"等。她出生于山东省黄县(今山东省龙口市),父母均为美国浸礼会传教士。她在中国由保姆带到12岁,因而对中国文化的认同甚至超过美国文化。她从小在教会学校上学,18岁赴美完成大学教育,主修文学,后就读于哥伦比亚大学教育研究生院,并到纽约社会工作学院学习慈善课程,还在美国慈善机构服务了一年。1920年被洛克菲勒基金会聘为北平协和医院社会服务部主任,并赴美国麻省总医院师从著名医院社会工作先驱艾达·坎农(Ida Cannon)女士学习,为期一年。1921年5月回到协和,组建社会服务部,并担任该部主任直到1939年,为我国医院社会工作的开启和发展做出了突出贡献。著有《在中国的童年》《汉女:一个中国劳动妇女的自述——根据宁老太太故事所著》《殷老太太:北京生活回忆录》,并曾翻译老舍的《四世同堂》。——整理者注

第五节　医药社会问题之罗列

医院社会服务部之成立,其唯一要点,即系帮助病人,以解决其与疾病有关之社会问题。吾人对于社会问题之发生,自当有所认识。按社会原理,社会问题之发生,系由于个人与社会环境失调。此种失调状态,如非个人之原因(身体及精神),即系环境之原因(物质及社会),或即为两种合并之原因。医药社会问题之发生,亦不外是,不过往往由于起因之不同,而有缓急之分。

医药社会问题,原可依此三种失调之原因分类,但为切合医院社会工作之实际情形起见,特将有关各种问题,按医院普通情形(即各科皆能发生之问题)及各科特别情形,列举于后。此等医药社会问题,皆系著者所亲历,亦系从事此种工作者可能遇到之问题。且因此等问题,非片言所能解释,故特逐一说明之。至于次序前后,则无关系。不过尽力将此诸问题分住院前、住院时,及出院后排列而已。此种种问题颇有类似社会问题者,不过其起因,如系由疾病而来,即详列于此,以作从事医药社会工作者之参考。

按医院普通情形皆能发生之问题,胪列如左[①]:

---

① 因原版书为自右到左的竖排格式,故为"左",在本书中应为"下",此后不再赘述。——编者注

1. 不谙医院规章：医院之机构，大部颇为复杂。从外堂（又名门诊处）挂号处起，直至诊查室止，须经过许多之烦琐程序。在正式治疗前，或需经过照 X 光、验血种种手续。病人大都如迷途之羔羊，茫无所措，以致治疗延搁，或未受治疗而去。

2. 急症："天有不测风云，人有旦夕祸福。"凡在医院工作者，对此谚语，无不信者。急症病人，无论昼夜，随时可有。因此在一组织完善之医院，住院处主管人均由社会工作员担任。因一人忽患急症，正如暴风雨之来临。病者本人及其家眷精神物质方面，均可能发生不测之问题，致使普通人无法应付。

3. 自杀问题：医院所收容之急症病人，自杀者亦颇不少。此诚社会一大问题。盖社会之安宁与否，常以自杀者之比率而测定。医院社会服务部，既系从事社会工作者，对此问题，自应特别加以注意。

4. 不遵医嘱或有种种困难不能就诊：病人经医生诊查后，自应告以初步治疗之意见。但因医生工作忙迫，多无暇举详细情形——告知病人或其家属。即使医生告知病人应如何诊治后，病人是否遵行，则更无暇顾及。此时病人或因畏惧，或因经济，或因住院时家庭乏人照管，或有家人阻挠、亲友阻挠、雇主阻挠，使病人不能按照医生之计划，逐步就诊，以致病情加重，发生意外，或浪费金钱，到处求医，受人欺骗，皆所不免。此为著者从事此种工作所遇到之最大问题。

5. 须住院治疗而无床位：病人须住院治疗者，常因床位限制，不能收容。若任其自去其他医院寻觅床位，则不但病人之经济、时间皆受影响，且亦不易觅得相宜之医院，此皆非医生所能兼顾者。

6. 因贫穷无力出费：此可分来院就诊，及住院就诊两种。先就第一种言之，挂普通号之病人，常有经医生处方后，无钱买药，甚至连挂号费亦无力缴出者。若由医院免费诊治，非但院方经济方面受其影响，即院方能有此经费，病人之无力出费是否属实，均成问题。如因其经济无着，即不能就诊，则更非所宜。此外一种病人确有住院就诊之必要，但其手无分文，无法住院，坐视病态扩大，或致死亡，凡此种种问题，皆待医院社会工作者为之解决。

7. 治疗中途经济不足：此问题对于住院之病人最为严重。病人住院时，预交若干费用，但因种种变迁，经费不免发生问题。因住院费本系一种意外费用。贫穷者不论，即一般中产者，亦难免缺乏。此项不时需用之积蓄，若因病人中途无力交费，即令其出院，当为仁者所不忍。但病人所纳款项为医院之一大宗收入，亦不能令其负欠，问题遂由此发生。

8. 家庭乏人料理或因病人系生产者家庭生计立感窘困：住院人或系家长，或系主妇，常因住院后，家中子女及其他家事无人委托，以致心绪不安，影响于治疗者甚大。间或病人因精神实感不安,竟要求出院,疾病治疗未竣,前功尽弃,此种情形,常有发生。而更严重之问题,即病人如系全家中之唯一生产者,因患病之故,非但入款断绝,反须出款。如再无恒产或积蓄,一家数口,嗷嗷待哺,病人勉强住院,其势亦有所不能。

9. 家庭中唯一生产者之死亡:病人如系其家庭中之唯一生产者,一旦死亡,则其家庭十九①将必发生问题。在医院社会工作手续上,本可列为一结束之病案,但问题本身并未解决,此亦当特别注意者。

10. 不良嗜好:住院病人,请求治疗不良嗜好者,以鸦片及其他有麻醉性之嗜好为最多。此种嗜好,用药品治疗仅能一时,甚难望其持久。著者曾调查二十一个病人于出院三月后,即有十六人重犯。此种病人倘不将其嗜好根除,即易作种种犯罪行为,致社会不安。

11. 异乡无依者与老年:来院就诊病人,常有流落他乡者。平日或有一二亲友相往还,但一经患病,亲友亦不愿出头援助或实在无力相援。古人所谓"多病故人疏",诚非虚语。此种异乡流落之人,因疾病而潦倒,状实可悯,成为医院之极大问题。其与此相类似者,即为无依靠之老年人。此类病人,出院时多无处安置,而又

---

① "十九",意为"十中有九",指很有可能发生问题。——编者注

需特别关照,非普通问题可比。

12. 须改换职业或失业:有几种病人,经诊断证实后,须随时检查用药,且多因疾病情形不同而须改换职业,如重工作须改轻工作,整日工作须改半日工作等是。但此等病人,未必即能觅得相当工作,即使能如所愿,而入款多半减少,家庭经济即刻发生恐慌,不免有被迫仍回原业,以求苟安一时者。此外,一般失业病人,贫病交加,问题更为复杂,经济压迫,精神不安,演成社会问题。

13. 学徒问题:在各科就诊病人中,学徒职业者,常成一种最难解决之问题,因许多雇主或师傅,多缘旧习,学徒生病后,即不负责,只能通知其家属照管。学徒家庭往往远在他乡,医院虽欲免费代为治疗,因无人负责签字,亦无可如何。其因营养不足而发生疾病者,更无治本办法。此外学徒多因工作时间过长,身体疲乏,意外急症颇多。著者曾见有起早炸油条之学徒,头坠油锅,受伤极重,为状至惨,此皆为研究社会问题者所当注意之事。

14. 家庭不和:家庭不和问题本系家庭福利会所应注意者,但医院如遇身罹此境之病人,非但治疗方面将受种种阻碍,出院安置不易办理,而从事医药个案调查时,亦难得确实消息,因家属与病人不睦,多漠不关心。

15. 住室拥挤不洁:贫苦家庭,往往一家老少,饮食起居,皆在一小屋之内。如遇有肺痨病人或其他传染病人,即无法隔离。医院之有社会服务部者，一遇有此种病人，皆劝其家人亦来受检查。据著者在协和医院之经验，即以肺结核一项而论，约有百分之二十左右[①]，其家人被传染，问题殊为严重。

16. 职业乞丐类：医院常遇一种病人，并不在治疗方面注意，其来院之目的，系在获得救济，或转卖药品。此可列为职业乞丐之内。此等病人皆系在院外堂门诊处出入者，对社会工作人员，向不吐露实情，因无固定住所，亦不易调查。

17. 旅费或车费缺乏：异乡人因疾病须长期在家调养，或治愈后已失业或成残疾须回家者，但因路费缺乏，遂发生问题。另有一种病人，应按日或间日来院换药，但不能行动，又无力雇车或雇人抬送，亦为医药社会问题之一。

18. 家计管理不得法：除极贫者不计外，许多病人家庭不能出医药费或调养费者，并非由于入款之不足，实因家计管理之不善。所谓以有用之钱，掷之于无用之地者，比比皆是。

19. 需要医疗工具：医生于治疗期中如病人须某种工具辅佐，当即告知。如内障眼于割治后须配带[②]眼镜，某骨科病人须用铁托或木拐试步，或一喉科病人须用假气管出气，凡此种种，不一而足。若病人无力购置，而又急需要此种工具，问题遂因此发生。

---

① 现"约有"与"左右"二字重复，为尊重原著，此处不作删减。——编者注
② 现多用"戴"，此后不再赘述。——编者注

20. 不听劝导请求出院：不听劝导而请求出院，一系由于病人自己请求，一系由于家属亲友请求。其原因盖有多种。如不同意医生治疗办法，对医院有误解，中途经济困难，家中发生变故，一部家人或亲友不同意等，不可胜数。但无论何种原因，病人治疗未毕，中途出院，对病人及医院皆为一极大之损失，亦为医药社会问题中一极大问题。医院社会个案工作员对此种事件之发生，皆当竭尽全力以解决之。

21. 忽略医生劝嘱：此与不听医生劝导者不同。此种忽略医生劝嘱者，多认自己疾病已愈，应来复诊或检查而不来，应带用某种医疗工具而不用，或应早日治疗而不治，以致前功尽弃，旧病复发，甚至有因以死亡者。曾记著者业师某教授言，彼于某日赴一病人家拜访，见其将装配之假腿挂于壁上以为装饰，此诚属可恨而可笑。再如一心脏病人，如忽略医生所嘱，不按时前来，病情即日益加重，直至不可收拾之地步。

兹特将每科所易发生之特殊社会问题列左，以说明之：

一、外科

1. 畏惧割病：贪生怕死，人之常情。但有一些病人，经医生告知必须割治，后以迁延畏怯，反致疾病加重，甚有因家属等阻止而拒绝者。

2. 复诊换药问题：因复诊换药而发生之问题，患者既不能工作，每天又须化①去若干挂号费等。

3. 畸形：外科畸形病人最普通者，为兔唇（harelip），其次为缺鼻短耳，及其他畸形状态颇多。此皆能影响病人在社会上之地位，并发生求谋职业之障碍。

二、内科

1. 肺结核病：肺结核病系内科中最大问题之一。若干医院为肺病专设一科。患肺病者非但不能工作，并须长期休养，在休养期间，并应多食富有营养之食物，如牛奶、鸡卵等。如病人在家里疗养，即发生隔离问题。如在肺病院休养，院费又多较普通为贵。而得此病者，多为青年人，尤以学生为多，此诚为社会一大损失。

2. 慢性病：除肺结核外，慢性病之最显著者为心脏病、糖尿症②多种。影响经济事业极大，病者有时须改变职业，有时须供应特别饮食，又有时须长期休养，且须随时来院检查。一有疏忽，旧病即可复发。病人往往因种种关系，不能按照医生所嘱者遵行，问题时时发生。

3. 职业疾病：职业疾病，系因制造各种铜、铁、铅、锡、水银、瓷

---

① 现多用"花"，花费的意思。——编者注
② 现多称"糖尿病"。——编者注

器、玻璃、颜料、油漆等物而发生之腹痛、喉疾、半身不遂、膀胱病、胃病、血管病、尿道病等均是。此则有关工厂设备，厂主对工人之责任，及童工制等社会问题，吾人须注意及之。

4. 传染病之隔离问题：病人发现传染病后，医生当告知社会工作员须住院或仅在家休养，但须隔离。此种情形如遇富有之家，住室问题可以解决。但家人多忽视隔离之重要。如遇贫苦人家，平日居室拥挤不堪，无处使病人隔离，问题因之发生。

5. 营养问题：许多内科疾病，特别腺分泌不均病（endocrine disease）[①]、肠胃病等，须对饮食格外注意。医院为病人饮食，多专设特别营养部。但病人出院后，仍有时须继续其特别饮食者，病人经济是否充裕，对医生所嘱是否实行或明了，皆当注意。

三、小儿科

1. 营养不足：婴孩许多疾病，如发育不全、双目失明、软骨病等，皆因营养不足所致。其营养不足之主要原因有二：其[②]一为家计贫穷，每日所入仅敷生存，所谓在生存线（existence level）上挣扎，或依赖他人之救济，自己之生活尚发生困难，所生之子女，更无暇顾及。以致婴孩面呈菜色，疾病丛生。医生将疾病之诊断及应

---

① ［内科］内分泌疾病。——整理者注
② 原文为"一、"，根据下文补充"其"字。——整理者注

用富于营养之食物,告知其父母,但无财力依照医生之劝告而行,试思一贫苦之人能否每日以鸡卵等食物供给其婴孩！即代替牛奶之豆浆,亦得之不易。此为营养不足之第一个原因。其二即父母之知识问题,但不限于贫富问题。许多富有之家,委其婴孩于无知识之乳母带养,或自养而任意饲婴儿以饮食,讵知一切山珍海味,对于婴孩营养不惟无助,反而有损,著者曾记浦教授,对此等母亲骂为愚鲁之母亲,诚非过当。

2. 断乳问题：婴孩断乳情况,系儿童心理一大问题。即以影响儿童生理方面言之,小儿科医生多劝为母亲者,在婴孩八个至十二个月左右①即须断乳,但多不照办,不但影响婴孩身体,且累及母亲,不得工作。

3. 心理卫生问题：此问题已引起世界之心理学家、精神病学家、小儿科医生及医院社会工作员之注意。儿童心理卫生之讲求,系精神病预防之基石,此问题包括极广,非此地所能专论。不过就其大者而言之,除遗传外,即儿童之性生活、环境之优劣、父母对子女之影响等,皆为关切心理卫生者之主要注意点,医院社会个案工作员对此点之贡献颇大。

4. 传染病预防：婴儿传染病较成年为易为多,如猩红热、白

---

① 现"左右"与前重复,为尊重原著,此处不作修改。——编者注

喉、麻疹、天花、肺炎、吐泻、痢疾等皆是。此数种疾病中，如白喉、天花等，即应预防注射。为父母者是否明了此种预防之重要而按期举行，皆成问题。医生在诊病时，如遇婴孩疾病，必须问其家人所住房屋之大小，住第几层房屋，饮水来源，及与病人同住之有关人，此皆与社会环境有关，由此亦可想见有关传染病之一切社会问题。

5. 低能儿问题：此处所指之低能儿，包括低能（feeble-mindedness）、上愚（moron）、中愚（imbecile）及下愚（idiot）等四种。按智力商数（I. Q.）而论，低能者在六十六分与七十五分之间。至于呆子^①则在二十五分以下。此等低能儿，大多一生皆依赖他人辅助，并因彼等智力低能，不明是非，常有偷窃及其他犯罪行为，影响社会治安颇巨，诚为家庭之累赘，社会之消耗者，其造成医药社会问题颇大。^②

6. 非婚生子问题：非婚生子本身系无罪者，然因其母受社会之歧视，非婚生子亦随之而受人轻蔑，以致精神物质皆感不安，医院中产生非婚生子之事，时或有之，产后之养育问题，即随之发生。

7. 畸形发育：小孩之畸形者，与彼之将来出路颇有关系，此亦

---

① 呆子，即上文中的"下愚"。此用法稍显不妥，但为尊重原书，暂不作修改。——编者注
② 此处表述稍显缺少人文关怀，但为尊重原书，暂不作修改。——编者注

造成社会问题之一种。此外尚有因母体染有梅毒，以致出生即有花柳病者，皆为小儿科之特殊问题。

四、骨科

1. 残废问题：骨科病人中以残疾问题为最大。病人因遇意外或不治之骨症，须将上肢或下肢之任何一部割去，以致肢体失去常态，不能从事健全时之工作。同时心理方面，亦不免发生自卑心理，无意进取，遂由生产者变为依赖者，致使家庭经济受极大影响，社会损失更难计数。如装配假肢，病人是否有力购置，或装配后能否恢复其原来功能，亦成问题。

2. 上石膏型问题：根据著者经验，骨科病人在治疗中，以上石膏型居多（即用石膏作模型将患处包裹）。上石膏型之后，即有许多问题发生。第一即时间问题，石膏型上后以三个月至六个月者为多。病人除在医院短时期住留外，大半时间须在院外休养。病人是否能有力量及适宜地方休养若干时日，颇成问题。第二在带石膏型期间，病人如何消磨此岁月，并如何护理，使不致患处生寄生虫，或他处生卧疮，又系一问题。第三即检查时往返问题、照透骨相及其他费用问题，均应顾及。著者在协和医院工作时，曾记医生遇每一应上石膏之病人，在未施手术以前，先介绍于社会工作员，使调查清楚，由该工作员决定病人可否上石膏，以免日后发生问题。

3. 无力购置医疗工具：骨科病人于治疗期间或治疗后，多需用医疗工具，如木拐、橇托、铁架等，以辅佐治疗。贫困病人多无力购买，医生往往将此等病人转介绍于个案工作员办理。

五、耳鼻喉科

聋哑问题：耳鼻喉科社会问题比较简单。其最重要者，则为聋哑问题。成年之聋哑就诊者极少。其来院就诊者多为儿童。此辈聋哑儿童，若经检查后不能治疗，即成终身残疾，痛苦无涯。最好送至聋哑学校，使之读书识字，学习技能。但此种学校，皆较普通学校费用特别高昂，一般聋哑儿童皆无力就学。

六、眼科

1. 双目失明问题：眼科病人多有双目失明而来求治者。医生如宣布不能救治后，即与聋哑者情形相同，遂成为一社会问题。此类病人若系儿童且经济问题得以解决，使之入瞽目学校，犹有补救之办法。若系成年，已逾学习年龄，则更不易解决。

2. 淋症眼及砂眼[①]：淋症眼传染急速，病者双目若不经紧急

---

① 现多用"沙眼"，此后不再赘述。——编者注

治疗，数小时内即可失明。著者常见害此目疾之病人，双目脓水淋淋，不能开阖。虽经医生劝其即刻住院，仍踌躇不定。或竟拒绝。或因家属拒绝不能住院。为社会工作员所遇到之最困难问题。此外即砂眼问题。眼科因此种病人为数极多，大都另定时间专门诊疗此病。但此种慢性砂眼，常须一二年时间之治疗，病人是否按时来院就医，非医生所能顾及者。

3. 配眼镜问题：一切近视、远视、散光，皆须配带眼镜。此外割病后须有眼镜辅佐者，如内障眼等，亦复不少。病人有因经济力不足，无力配购者，有因职业关系，不能配带者，问题种种，不一而足。

七、瘤科

1. 瘤科预防问题：患瘤病者，在我国尚无确实统计，并不为一般人所注意。患者最初多不注意。及至日渐扩大，妨碍工作，或有痛感时，始来就诊，多失之过晚。救治不易，反耗费许多金钱。故欧美各国，皆注意瘤病预防之宣传。每年所耗之宣传费极巨，然收效颇大。患瘤病者，能及早就治，许多社会问题，可不致发生，此应为医院与政府合作之一项。

2. 恶性瘤：瘤科以恶性最感棘手。如瘤症在人体已根深蒂固，性命多不易保全。其所发生之恶果，实难逆料。即此瘤毒虽未传至他处,治疗亦极不易。病人工作既受其影响,经济问题自随之发生。加以治疗此种疾病,多用镭电,数次使用,费用浩大,诚非一般病人所能担负,至于病人本身及其家属,因此疾病之累,与治疗之把握又极渺茫,精神上所受之痛苦,更当别论。

八、皮肤科

1. 花柳病:皮肤科病人,以花柳病所生之社会问题为最要。各国对花柳病之预防宣传,及根除之实施,正与对付瘤病相同。我国卫生机关,施行妓女检查,可见对此病之预防,亦相当重视,因患此病者非但自受痛苦,且可遗传子孙。婴孩多小产或产后即死。但患此病者多隐讳不求治疗,或治疗中途借故中辍。非但无以根除,反可变本加厉,社会个案工作员对此应特别注意及之。

2. 皮肤传染病:皮肤科之传染病颇多,最普通者为癣疥及瘌痢头等。此种疾病以贫苦人家及军队、小学校为最普遍。如不加以防治,蔓延极速,为害甚大。

3. 大麻疯[①]:我国患大麻疯者,虽以南方为多,但著者当在北平协和医院工作时,亦屡见不鲜。此种病人来院求医,造成医院社会服务部一种极不易解决之问题。因此种病症,至今仍无有效治

---

① 现多用"麻风",此后不再赘述。——编者注

疗方法。若令其在外游荡，难免有传染之危险。并坐视此等病人溃烂身死，亦有背①人道，因此大麻疯问题，实为一烦难问题。

九、妇产科

1. 非婚母生产问题：妇产科病人中，以非婚母生产问题为最大。青年妇女因受骗诱，间或因爱情关系而致受孕，因腹部日渐膨大，恐亲友察觉，不得已来院求救。而男子方面，负责者又寥寥无几。此时即发生保全面子问题、婴孩养育问题、寻觅对方或负责人问题，如产母不欲保养婴孩，又发生寄养问题、产母出路问题等。

2. 节制生育问题：节制生育之原理原则及办法，包括事项颇多，非此地所可讨论。不过贫苦人家生育子女过多，营养不足，死亡率极大。其富有者亦因母亲生育过多，体力不能负担，医生劝阻其再行生育，或根本使之断育。病人是否听从劝导，及明了其重要，凡此种种，皆为妇产科之医药社会问题。

---

① 现多用"悖"，此后不再赘述。——编者注

第二章　组织联系

第一节　内部组织

一、医院社会服务部在医院之地位

医院设立之目的，不论其专为教学，抑专为治疗，或兼有二者，但为求医院治疗效率之增高，及病人之福利计，医院社会服务部之设立，诚为刻不容缓。此部工作既限于医院范围之内，亦应与内外科同为整个医院之一部。其经费亦应由医院本身担负。所聘请之员工，自应由该部主任推荐，由医院当局约聘。至于该部之隶属问题，多归院长直接负责。部主任与其他各部主任处同等之地位，医药社会工作员与医生享同样之权利。

二、人员之分配

医院社会服务部,对医院本身之贡献、病人之帮助,能否如预期者实现,胥视各工作员之选拔,及该员工等工作之努力而定。故对于各员工之聘请,必宜审慎;对工作之督导,必宜认真;工作之分配,升迁之标准,必宜公允。兹将人员分配情形略叙如下:

主任一人　以在大学或研究院专门研究医院社会工作,并于卒业后曾从事此种工作在二年以上,见识远大,品高德重者为合格。其任务为综理该部一切行政与指导工作,及对内对外一切事宜。

副主任一人　应与主任所受之训练相同。可于本部之监督员中选拔之,副主任一职,系辅佐主任办理一切事宜,多注意指导工作,主任缺席时由副主任代理。

表 1　医院社会服务部组织联系表

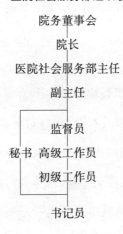

院务董事会

院长

医院社会服务部主任

副主任

监督员

秘书　高级工作员

初级工作员

书记员

监督员（supervisor）若干人　最好为大学毕业，习社会工作者，如修其他社会科学而对此工作有兴趣者亦可。监督员多系在本部工作四年以上，因工作成绩优良而升迁者。除自己实地担任一科社会工作外，并负责指导一部高初级社会工作员。

高级工作员（senior worker）　学识应与监督员同，须在本部工作两年以上，其工作成绩认为优良而升迁者，亦应担任一科社会工作，并辅佐监督员指导初级工作员之社会工作。

初级工作员（junior worker）　亦应为大学卒业，受有专门训练者，初加入医院社会服务部之工作员，因经验毫无，不宜自己担任一科事务，而以随监督员及高级工作员工作为宜，二年后始可相机升任。

秘书一人、书记员若干人　专司来往文件、抄写、打字，及其他呆板工作。如发寄随访问题表，及登记日期等事项。

三、经费之来源

医院社会服务部，因系辅佐医生作治疗工作，并帮助病人解决社会问题，因之医院本身及社会，皆应对该部之经费有所协助。故经费之来源，可分医院本身及社会个人，或团体三种。医院本身应将社会服务部每年度之开支，编入预算表内，以便该部主任对员工之添减，有所计划。但医院本身所出者，多有固定限额，不敷应用。

其不足之数目,则有赖于社会热心人士之捐助;有时或系富有之病人或其亲友,于治愈后自愿捐助,以表铭感。至于该部能否募捐,或添设荣誉董事席,以求经济之宽裕,则胥视医院当局之行政方针而定。

四、经费之分配

医院社会服务部经费之分配,可分经常费、零用费(petty cash)及社会治疗费三种。经常费包括员工薪金,公事房所用之纸张、笔墨、邮票等。零用费包括员工出外之车费,及辅佐病人一切零星费用。社会治疗费用,内包括在社会治疗途中所应用之金钱,此数目较大。至于对何种社会工作应用金钱,当在社会治疗编① 中详述之。

五、分科之办法

(一)医院社会工作之对象

医院社会工作如漫无标准,而将所有来院就诊之病人悉认作工作对象。则每位工作员之个案堆积(case load),将无限增多,以致发生"贪多嚼不烂"之弊病。故必须有一定办法以为抉择工作对

① 应为"社会治疗"一节,即第四章第四节。——整理者注

象之准绳。著者参考各医院施行之先例，及亲身经验略举如后：

1. 各科病人中医生认为有社会问题者，可介绍至医院社会服务部办理。如系病人自行请求而医生认为必要者，亦可介绍前来。

2. 在门诊处无力购药，或其他检查费用无法缴纳，如照透骨相等费，可由门诊处介绍至医院社会服务部，调查办理。

3. 医院社会工作员对于住院之三等床位病人，不论其有无社会问题，皆须作初步调查，发现有问题者，即早作准备。

4. 头二等床位病人其有特别情形者（如须由医院社会服务部代觅肺病疗养院、心脏病之特别随访等），亦应由该部接受①办理。

5. 由院长交下之病人，须由医院社会服务部办理者。

6. 由其他医院介绍前来者（有时系由远道而来）。

7. 由当地或远方其他社会机关，介绍前来者。

（二）工作之分配

近代医院之组织除行政方面外，普通皆分实验部分及门诊两部。医院社会服务部，多与门诊各科发生直接关系。该部除因经济限制，不能在门诊各科分配工作员外，如可能每科或每两科，至少须有社会个案工作员一人，专司该科或两科之医院社会工作，方为合宜。著者在协和医院工作时，初因工作员人数不敷分配，病人

---

① 现多用"接收"，此后不再赘述。——编者注

之有社会问题者，皆经送至该办公室后，始克接受办理。因而有很多病人，因医生未经发现其社会问题，或因少数医生对该部工作不甚明了，未能与该部接触，同时社会个案工作员，因未能与医生同在一处，工作接洽之机会亦少，于合作方面，亦有缺欠。其后该部工作人员增加，即在各科皆分配专人，以司该一两科之社会工作，因之各科就诊之病人，凡有问题者，皆能顾及；其与医生之合作，亦日臻严密，工作遂得展开，兹将社会个案工作员应分配各科工作表解如上[①]：

表 2　社会个案工作员各科分配表

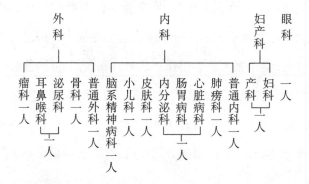

六、工作之办法

按医院诊病手续，除急症外，病人皆应先在门诊处就诊。其能在外堂治疗者，即在外堂治疗，其不能治疗者，始收入病室治疗。

---

① 在原版书中，表 2 位于此处的上方，故此处为"上"。——编者注

病室亦按外堂办法,分为内、外、妇、产诸科。担任病室之医生,亦多系在门诊处诊病之医生,以求划一。故各科社会个案工作员,亦应于医生在门诊处诊病时,同时在门诊处工作,可与医生取得密切之联系。即对于住院病人,因有先期之认识,亦可增加便利。因该科之病人无论在外堂或住院,皆应归同一之社会个案工作员负责之故。

在美国数大医院中如波斯顿省立医院等,因鉴于住院处、挂号处及外堂主管处,与病人办理手续时,常有许多社会问题发生(如本书所述之各种问题及其他)。皆非受有医院社会工作训练者不足应付。对医院及病人本人皆不免有莫大之损失。因之此三处之职员,皆聘社会个案工作员担任。北平协和医院亦仿此组织办法,实验结果极佳。至于一般医院应否皆照此施行,当视实际情形而定,不必作为定法。但据著者所见,如此三种机构中皆聘由有经验之社会个案工作员担任,自较普通职员为佳,故特提出,以供参考。

第二节　外界联系

一、联系之重要

按一般社会工作原理而论,欲求社会治疗之圆满,必须与其他社会机关取得密切之联系,以求分工合作之效。盖任何社会问题发生,绝非因一单纯之因素而起。而每一社会工作机关之设立皆限于一二种单纯之功能,无法适应所有之问题。故欲解决一社会问题,非某一社会工作机关所能独力解决,医院社会服务部每日所遇之病人,其社会问题正如前章所述,种类非一。除医药部份①外,其余者亦有赖于其他社会机关彼此之合作。如此一则可作调查消息之来源,二则对社会治疗始克收效。故每一社会个案工作员对当地之社会机关,必须了如指掌,更须对各该机关团体常有接触,则办事更较容易。医院因系疾病治疗机关,与其他机关向少联系,各机关对之多不明了,常有种种误会之发生。若借医院社会服务部与外界多取得联络,亦可将医院之组织功能等介绍于人。

二、应行注意之点

1. 资源(resources)之借助,并不相同,有借助多者,有借助少者,虽视需要而定,但均应充分运用与合作。

2. 每一社会机关之设施,均视其成立之主旨与供给该机关经费之社团所拟办法而异。

3. 在各种社会有各种不同之社会机关可资合作,此均视该社会之财富、风俗、组织及其他需要情况而定。

———————————————

① 现多用"部分",此后不再赘述。——编者注

4. 各机关间之合作,亦可因以节省经费,并非取巧办法,不可不知。

5. 为疾病之治疗或速愈计,机关较家庭为适宜,因机关对于环境设备,易于管制,家庭环境多较复杂,管制不易,譬之肺病疗养院,对病人之饮食起居皆有定时,家庭则甚难办到。

6. 与外部之联系,总以亲身接洽为宜,专恃写信及利用电话,常易误事。

7. 请求其他机关合作,必须将特别需要,明确指出,如是则该工作员自当将自己个案所需之援助,澈①底认清,万不可稍涉含糊。

8. 为使有关该项个案机关均发生兴趣,或可利用开会办法。无论如何,对任何个案万勿拖延时日,悬而不决。请求者必须负起责任,并在未请求协助之先,对该机关之力量,必须明了,以免有强人所难之处。

9. 外部介绍之病人,应尽力之所能予以协助,并将办理结果,作一清楚报告,自留一份存查。

10. 当地社会各服务机关之工作员为取得密切联系,及能互相交换意见,或互作工作报告起见,应组织一社会个案工作员月会

---

① 现多用"彻底",此后不再赘述。——编者注

等,如无此会,医院社会个案工作员应负领导之责,以召集之,并应不时组织参观团体,参观各社会机关之设施,以资借镜。

三、社会服务机关之举例

社会服务机关之多寡,全视当地一般情形而定,已如上述。故本节之举例,系将与医院社会服务部时常发生关系之机关,尽著者所知,一一举出,以作从事医院社会工作之参考,但非谓设有医院社会服务部之地方必有此种机关。至于此种种机关如何分类,亦无一定成规。本节所列举者系据瑞池曼(M. E. Richmond)①所著《社会诊断》一书,分为私立机关、公立机关及公私立均可三种(参阅附录一),总之此种种机关,只为举例,因社会之改进,各种社会机关,随时均有增减,要在各社会个案工作员随时留意而已。

---

① 瑞池曼(M. E. Richmond,1861—1928),今多译为"里士满""芮奇蒙德",美国社会工作先驱。1878年,她毕业于巴尔的摩东区女子高级学校,1889年到巴尔的摩慈善组织会社担任财务助理,两年后任总干事。1897年,她提出"慈善工作学校训练的必要",1909年,她到纽约慈善学校任职。她在纽约罗素圣人基金会(Russell Sage Foundation)任职期间,致力于社会工作研究,出版有《社会诊断》(1917年)、《何谓个案工作》(1922年)等书,从而建立了个案工作的理论基础。为了嘉誉其贡献,1921年,史密斯学院(Smith College)颁授其荣誉艺术硕士学位。——整理者注

第三章　工作内容、工作种类及方法

医院社会服务部之设立，其主要目标系辅佐病人解决其因疾病而生之社会问题，使彼能恢复在社会上之原有地位。故本节所提述之医院社会工作，虽因分科及空间有不同之种类，然其目标则无二致。兹为便利从事此种工作者起见，特将医院社会工作分前期工作（即外堂时期）、后期工作（住院时期及出院后时期），及其他工作，分别列出。并将各时期之一般工作（即不论各科皆能发生之工作），与各科之特别工作，详为列出，并于必要时加以注释。

第一节　前期工作——外堂时期之工作

外堂又名门诊处（clinic）。病人初来医院挂号者，皆先在外堂诊视,其不应住院者,即在外堂治疗。此外尚有一部病人,医生本拟令其住院治疗,但因检查手续未毕,不能决定需否住院,亦先在外堂检查,以省院中床位。因此外堂诊病之病人,恒较住院人数多出数倍。社会个案工作员之工作,亦颇频繁。于门诊时常见社会个案工作员往来于门诊处、住院处、外堂交费处等地,亦可见工作紧张之一斑。

1. 指示初来就诊者之迷途　初来就诊之病人,尤以不识字者为甚,对于医院手续不清,常不知所措。此时全赖社会个案工作员予以指示,使病者各得其所。病者因知有人对彼关心,亦可得一良好之印象。普通组织完善之医院,皆在近门处设有接洽桌(contact desk),以社会工作员轮流值班,盖以此故。

2. 转科(referral)　医院所设各科,皆有专门医生主持。其检查与治疗器具,亦各不同,为确定诊断计,一病人常有转历三四科之情事,病人不明此理者,常中途不到,以致无结果而去。医生为避免此种情事发生,常将病人交与社会个案工作员记一简短历史,告知其转科时日及地点,如病人不来时,即须亲去拜访,劝其前来,以完成检查手续。

3. 解释疾病　社会工作员应辅佐医生向病人解释病情,如自己有不明了之处,可请示医生,如此既可减轻医生之工作,并可使病人澈底明了其病状,及一切检查治疗手续,免使病人心悬不定,疑窦丛生。

4. 辅佐行政部份　院长、住院处、收费处及其他各行政部份，莫不与病人发生直接或间接关系，亦时有种种问题发生，如须住院而无人作证，则住院处不收，即应由社会服务部处理，如院长接到某病人某项请求而须调查者，亦应由社会个案工作员接收办理，凡此种种，不过列举一二而已，社会个案工作员辅佐行政各部者正多，不及一一列举。

5. 介绍至其他医院　介绍病人至其他医院治疗，不外因病人急须住院，而本院又无空床可资留住；以及一般专为教学而设立之医院，因病症极为平常，学生见习已多，且各医院皆可治疗，此医院即不收留；或长期病症，院中床位不容久占。在此种种情形下，社会个案工作员即为介绍至其他素有往来之医院，并将本院检查结果附于介绍信中。社会个案工作员于介绍病人时，务须用种种方法（如打电话或亲自去拜访），先与其他医院接洽妥当，以后病人发生问题，可互谋解决之道。譬如病者经检查后，诊断为某期肺结核，应住肺病疗养院，社会个案工作员即须将疾病诊断、病人经济状况、社会状况（如已有调查）附告该院院长，以规定病人应住等级、住院久暂等，此后并应时时随访，以资随时解决病人之社会问题。

6. 介绍病人至其他社会服务机关　在外堂检查或治疗后，认为不可救治者,如残疾、聋哑、盲目等,或在治疗期中发现有社会问题者,有时须介绍至其他社会服务机关收容或协助,此亦为社会个案工作员应负责任之一。

7. 完成治疗工作　社会个案工作员对病人转科、复诊、特诊,皆应有所记录,如病人不按期来院,即应通知或拜访,如病人有何困难,即代为解决,务使病人完成治疗,此种工作初视之似颇简单,但能完满作到则十分不易。因病人中途弃诊,原因颇为复杂,须用种种方法代其排除困难,始克奏效。譬之病者家属视西医为畏途,病者本人虽暗地自动来院,终为家人所阻。社会工作员即须使其家人对医生发生信心。又如病人系一洋车夫,如每星期来院诊病三次,即有三个半天失掉入款。社会个案工作员对此问题之解决,其方法又自不同,余可类推。

8. 解决社会问题　病者之有社会问题,绝无时期限制,故在外堂诊病之病人,所发生之社会问题,并不减于住院者。其重要性或有过之,盖社会问题有如疾病然,倘不及早调整,则有坐视扩大之势。至于在外堂所遇之社会问题则于第一章已经备述。

9. 免减费事项　病人无力出挂号费、检查费,及药费等,收费处之人,不能定夺,皆介绍至社会服务部解决。有时社会服务部专在收费处设置工作员一人,专司此事。如能当时解决者,即当时解决;如需外出调查者,即候调查确切后办理。

10. 办理住院事项　内包括解决经济问题、劝导住院,或于必要时劝其负责人作证人等工作。

11. 候床位事项　病人须住院而无床位,医生遂移送于社会工作员处理,社会个案工作员即写一简单记录,登记于候床名单上,依名次先后,安置住院。常有病人急须住院而无床位者,社会个案工作员可与医生洽商,有可出院者即设法使之出院。如无办法,即将病人介绍至其他医院。

第二节　后期工作

1. 病人住院时期社会工作员应从事之工作。

2. 记录工作(此节当另章详论之)。

3. 解释病情工作　社会工作员关于医生对每一病人之计划,及病情发展之状况,与可能发生之社会问题,皆应随时注意,以便向病者及家属解释。故社会工作员应与医生取得密切之联系,亦应随时参阅医生对病情进展之记录,于主管医生作病室检查时,亦应随往注听,则有助于病情之了解,及治疗计划更多。

4. 办理不听劝导请求出院事　医生每因病人不听劝导而请求出院者,即交由医院社会服务部办理。此时社会个案工作员应将病人要求出院之原因,调查确当。因病人中途出院,有其不得已之苦衷,但有时不即明言。社会个案工作员得悉其真确原因后,如能针对问题予以解决,使之安心治病,则医生之工夫既可不致虚耗,病人亦得其实惠。此诚社会个案工作员所不可忽视者。

5. 出院之安置　出院安置工作,系医院社会服务部重要工作之一。因病人住院时期即系治疗时期,但许多疾病非出院时即能全愈,有须于出院后经过相当时期再行住院者,有须在外长期治疗,以冀其全愈者。以此病人在未出院时,社会个案工作员对其病情之预断(pregnosis)①,即应知悉,以便作出院安置之参考。

6. 临时问题之解决　病人住院时,院费忽感不足,或因畏惧而拒绝割治,或因久病而被雇主解雇,或因故被家人遗弃,种种问题皆可于病人住院时发生,社会个案工作员应设法代为解决。

7. 职业治疗　病人在治疗期间,医生有时欲使病人作身体某部份之活动,或病人久卧病榻,感觉寂寞,抑有时病人出院后须改换职业。如医院有职业治疗部(Occupational Therapy Department)之设立,即可代病人安排一种工作,如织绒、编小藤器等等用品。如无此类部份,工作员即须自行设法指导病人作简单手工,有助于治疗颇大。

---

① 疑应为"prognosis"。——编者注

8. 随访工作　随访可分两种。第一种系准时随访,病人出院时治疗手续已毕,但其疾病是否复发,或在一定时间内治疗之结果如何,均应准时访问。此不特于病者有益,亦于医学进步有莫大之关系。社会个案工作员可用随访表(参阅附录二)寄与①远方之病人,如系近路者,可函其来院检查。第二种随访,系应用于出院后仍须继续治疗之病人。如不按时来院,即须前往拜访。此点极为重要。个案工作员皆应有自用之卡片箱,记录病人应返院时日,以备遗忘。著者曾记有一舌下生瘤之病人,并有花柳毒根。出院后本应续来打针,但因家人阻挠,病人又以为痊愈,虽经函其前来,亦置之不理。后经著者一再拜访,取得彼等之信任,始按时就诊,遂告痊愈。不然此种舌下瘤,虽用手术割去,亦可能再生,而其毒害且可蔓延他处,以致不救。其他与此相类之病情,正不知凡几,此不可不注意。

9. 附办调养院工作　调养院(hostel)系为一般贫苦病人出院后仍应来院就诊者而设。此等调养院皆由医院出经费设立,由医院社会服务部管理。如遇此项病人,于调养时期无力自顾,家庭经济亦极困难,可由社会个案工作员介绍减费或免费收容。按医生规定之时间,令其前来复诊,直至此病人已能恢复其健康时止。工作员除

① 寄与,寄给的意思;现多用"予"字,此后不再赘述。——编者注

负管理责任外,关于病人之日常生活,及特别饮食,亦须兼顾。

10. 介绍事项 介绍工作可分两种,第一种系介绍病人入其他医疗院,因普通医院床位皆有限制,故不能长期收留慢性病、传染病,或带破坏性之病人。故肺痨病患者,须介绍至肺病疗养院。患麻疯者,须介绍至麻疯院。患传染病者,须介绍至传染病院。患精神病者,须介绍至精神病医院。第二种系工作介绍,其已愈而失业者,可代为介绍职业。其因疾病情况而须改业者,即为觅洽相当职业。总期患者不致因患病而影响生计。

11. 觅取家庭亲友之合作 我国家庭制度虽有其弱点,但其优点则胜过其弱点甚多,一人从幼至老,其忧乐皆与家人共享之。使老有所安,少有所怀,此种优点,有助于医院社会工作颇多。故社会个案工作员遇有家庭不和,或家人对病人情感淡漠者,皆应设法取得其合作。其家在异乡者,亦应代为通信。病人出院后,可遣之返里,代为准备旅行事项。或函其家人来接,亦有可能。著者曾遇一脑系科病人,其家远在山西,因神经瘫痪,大小便均失控制,医生因此病已无法拯治,屡促其出院。而任何救济机关皆不愿终日为其大小便所扰。以此出院后又无处安置。著者当时,一方面请医生展缓其出院日期,一方面即函其家人来接。于十数日后,病者长兄忽持函前来,于次日遂由其长兄接返原里,病人有所依归。偌大问题,得以解决。

第三节　其他工作

1. 教导医药社会个案工作事　社会服务机关或设有社会工作科之大学,常派遣初级工作员或学生至医院社会服务部实习。由部主任分配于各工作员率领指导,于此,各工作员即须将各该主管科之个案,逐步领导其工作,使学者发生学习兴趣。

2. 预防宣传工作　社会工作员,非但协同医生作治疗工作,即对疾病之预防,亦应协同宣传。撰写文章刊于各卫生刊物,提倡卫生展览,或与特别营养部共同组织营养展览等,此外如防疫、防疟、种痘、防瘤等等工作,皆应作有力宣传。

3. 接受其他机关委托调查　地方之社会服务机关,常因无专门人才,有时请求医院社会服务部帮同调查某项个案,以决定救济办法,社会个案工作员亦应接受办理,将调查结果及建议转答①各请求机关。

4. 研究工作　医院社会工作为一新兴之社会工作。其工作方法,亦应日求进益。故研究工作为不可或缺者。社会个案工作员应由自己之工作中,选一适当之题目,搜集②实地材料,加以整理,以供诸他人,或组织研究会,邀同志者参加,于工作之改进,有莫大之裨益。

---

① 现多用"转达",此后不再赘述。——编者注
② 现多用"收集",此后不再赘述。——编者注

第四章　工作步骤

医院社会工作之对象既为病人,而其工作之目标又为调整病人因疾病而引起之社会问题,故从事此种工作者,除对医药知识知其梗概外,最重要者则为对每一病人之思想、行动,其个人对疾病之解释,对社会问题所抱之态度,其平日与他人发生之关系等,应澈底了解。此外对病者之社会经济状况,简言之即病者所处之环境,及其受社会文化之影响,亦应有明确之认识,然后对个案之解决,始能有适当之计划,并按此计划逐步进行,方有成功之希望。不过吾人须知人类之思想行动,与社会文化之背景,复杂综错,变化万千。欲期医院社会工作之成功,绝非简单敷衍所能了事,亦非侥幸所能成功,更非如其他救济工作然,遇有问题予以金钱之援助即可了事。反之医院社会工作之成功,所赖于金钱者非常有限。

一医院社会服务部每月能有二百以至三百之个案,但每月所用之金钱,不过数十元而已。如某社会个案工作员专赖金钱救济以办理个案,其工作显难有成功之希望。

社会工作之非易,非著者故作溢辞①,实为经验之谈。美国近二十年来,医院社会工作之方法,亦有一极大转机。其解决医药社会问题,亦早已舍弃金钱救济之方法,亦可谓医院社会工作,已逐渐应用科学方法,以解决一切医药社会问题。欧美与吾国各大学之有社会工作科者,已将医院社会工作列为专科,与其他社会工作并驾齐驱。

医院社会工作既为社会科学之一种,其于工作进行,自应有一定步骤,每遇一社会问题之来,第一须有澈底之调查。第二即根据调查之材料加以研讨,而成立社会诊断(social diagnosis)。第三即按社会诊断而作治疗之计划。第四即按计划实行,以从事社会之治疗。此逐步之工作,系医院社会工作中最重要之一部,而每一步骤皆应有详尽之讨论,以作从事此种工作者之参考。

第一节　调查工作

一、调查之目的

医药社会调查之目的,第一为供给医生有关病人之社会状况,

---

① 现多用"词",此后不再赘述。——编者注

及疾病之原委，以作疾病治疗之参考。第二为明了病人个人状况及社会背景，以作社会治疗之根据。此正如医生在未用药剂或未施手术之前，必须向病人或其家属详询疾病发生之历史，检查其体格（如验血、试血压、听及照其肺部、按其脾胃、验其大小便等），然后始能对疾病本身下一诊断。医药社会调查，系检查病者社会状况，以决定其社会之疾病，然后对症下药。

二、消息搜集之来源

医药社会调查，其消息搜集之来源有三。一、由医生得知病人疾病状况、治疗之步骤，及对疾病之预测。二、因与病人本人之会谈（interview），而得知其心情态度，及对社会个案工作员能合作之程度。第三系调查病人之环境与历史（包括病人家庭及家庭以外之地方），以研究其给予疾病之影响，及治疗之途径。

三、调查证据之运用

医院社会调查，系一种细琐而繁难之事。因考察一社会问题发生之原因，绝不敢确定所得之某项材料完满可靠。有时费去许多时间，调查不少消息，结果因某种消息未能得到，即能使整个情形改观，此不可不注意者。社会个案工作员为避免此种错误，必须如法官决狱然,第一要务为注重证据(evidence),主要证据可分三种,兹特一一叙述如下。

(一)实证(real evidence),乃吾人亲眼所见之证据

譬之吾人所见病人房舍之表观,即系彼居住情况之实证。彼桌上有饭,系证明其家并非无食物充饥。但经社会工作员举此情况报告于督导员,则此种实况在督导员即为测验证据。因此情况系属社会个案工作员之报告,而非督导员亲眼目睹①者。

(二)测验证据(testimenial evidence)②,此为他人所述之证据

社会个案工作员在此应注意者,即此报告人所陈述之事件,系彼自己亲眼所见者,或听自他人者。如此消息系听自他人,即为听来之证据(hearsay evidence)。此种陈述或已历传多半失真,故不甚可靠,社会个案工作员对此并非拒不听取,不过应多加小心,万勿轻信。且须追溯探求目击其事之人。即亲身目击之人,尚或有其主观之偏见或偏向。如病人之家人或至亲即易偏向病人,故示病人如何困难,以希求免费。测验证据既有此不可靠之情形,故欲借用此证据时,有数点须应注意。

---

① 现"目睹"即为"亲眼看到",与前面的"亲眼"重复;为尊重原书,此处不作修改。——编者注

② 疑应为"testimonial evidence",译为"陈词证据,言词证据"似更准确。——整理者注

1. 报告人对此事件之注意力(attention)如何　即当事件发生时,彼是否以全副精神注意其经过实情。甚或以不重要者作重要之陈述,皆系注意力之关系。

2. 报告人记忆力如何　如记忆错误,即能发生错误观念,尤以时间最易错误。

3. 作证者无主意(suggestibility)　作证者无主意,颇容易随声附和,听信他人之言,不加辨别,以致是非颠倒,皂白不分。

4. 调查时所发之问题过于直接　如仅问是否或有无,极易使被调查者随声答是否或有无,结果不得其要点。

5. 种族、国际①、宗教之不同,亦容易发生偏见。

6. 为自己利益　如为减轻自己负担,利用他人等情形是。

（三）特证(circumstantial evidence)②,除他人所说者外,其余证据皆为特证

社会工作员可由特证之运用,以求事实之真象③。此种特证亦可谓积蓄之佐证。譬之某妇人抱怨其夫对家庭子女漠不关心,此仅可为测验证据。若彼再言彼丈夫每月入款仅以十分之

---

① 疑应为"国籍"。——整理者注
② circumstantial evidence,译为"旁证、间接证据"似更准确。——整理者注
③ 现多用"真相",此后不再赘述。——编者注

二三交与家人，闲时常在外消遣，在家时常与家人寻隙等，此种情形皆可认作特证。至于采用特证应注意之点，与测验证据同。

（四）推测

医院社会工作既系科学化之工作，除注重证据外，推测方法亦极为重要，兹特于此述之。

推测之意义：推测即系思想之程序，由已知之事实，到不知事实。可从若干特别情形，推测到一总则，或由一总则，推测到一特别个案之新的事实。吾人调查一件个案，当先经过若干推测。第一时期系属暂定性质或名假定。此假定胥视将来之证据能否证实。社会个案工作员当第一次与病人会谈时，须成立许多假定。有须待以后证实者，有即时废置不用者。社会个案工作员之假定，正以促醒其搜集关于疾病之消息，并搜集相关之社会证据。譬之一肺病病人，除关于其疾病之发展外，其他住室空气之流通、屋内之温度、衣服之冷暖、有无身体练习以及饮食等情形，皆在调查之列。

关于推测方法之应用，亦不免有冒险之处，特将瑞池曼（M. E. Richmond）所提者节录于后。

（五）理解方面冒险之处

1. 总则错误　每一个案皆有其特别情况，绝不可一概而论。譬之某人因懒惰之故虽有机会亦不工作，但并非每一不欲工作者，皆因懒惰所致。故吾人认定总则时，务须设想其一切例外。

2. 误解某特别案件　社会个案工作员对于一种案件加以思考时，不免因某个案有何种特别情形，即认为可凭借此特别情形以解决此个案之社会问题。譬之某病人因获得一项意外保险费，即认为可偿清医院费用之负欠，但一经追究此病人虽已获得一项保险费，但彼已将此款为其子女交纳学膳费用，并将交费证据出示，彼手中已无余款。似此情形殊出臆想之外。故推测每一个案问题时，不可以特殊事件为凭。

3. 因情形类似而错误　推测方法常因此一个案与彼一个案情形类似而发生错误。譬之某一纱厂工人染患肺痨病，系该厂工作时间长，又一纱厂工人亦患此病，工人工作时间亦长，社会个案工作员如仅以此为推测之根据，自易发生错误，因在其他卫生方面、饮食方面，皆有莫大之关系。

4. 误解问题发生之原因　个案问题之发生，常非由于一种简单原因，个案工作员于推测其原因时，不可认定一种原因即为满足，如一小孩病人之营养不足，未必系家计困难，或许饮食方面不得适当亦未可知，类此情形，不可胜计，社会个案工作员应予特别注意。

四、调查之方法

（一）与医生之会谈

1. 与医生会谈之重要　医院社会工作，既系给予病人以医药与社会之治疗，以使其恢复在社会上原有之地位，故社会个案工作员与医生应取得极密切之联系。医药权威家已公认疾病诊断愈早，则治愈者即愈多。社会个案工作员对此即有极大之协助。用锐利之眼光，调查病者家庭及历史，及其外表与心情，并须早日查出是否在疾病未发生前，曾有何种"社会失调"之事实，以之报告医生，作为诊断及治疗之参考。同时，医生须将诊断之结果、治疗之计划、疾病之预测告知社会工作员，可作社会工作员社会治疗之参考。故在医药社会调查中，向医生采取消息及意见，乃极端重要之事。

2. 医生方面消息之种类　医院社会个案工作员须知何种消息应从医生方面询得，以作社会治疗之参考，其主要者。第一，应向医生探询病人之疾病诊断为何。因医生对病人作各种检查，及询悉其社会历史，主要目的即为决定疾病之诊断。疾病治疗因须根据诊断，即社会治疗亦有赖于疾病之诊断。以胃病言之，即有多种原因。最后诊断其为胃疡或系精神质（neurotic）①之关系，则对

① neurotic，应译为"神经病的、神经过敏的"。——整理者注

两种治疗即有极大之不同。第二,应向医生探询治疗之计划,以作对病人解释之用。第三,应向医生探知疾病之久暂,病人何部功能失效,失效至何种程度,及疾病在何地位,此可名为病势之预断(系按医生对此疾病诊治后结果如何之预断)。个案工作者应知何种社会治疗可使疾病早日痊愈,及如何防止其复发,如此则医药预断即为社会预断之基石。第四,应向医生探知病人能作何种工作,如轻工或重工,工作时间之长短,治疗或休养至何时期即可起始工作,以便作安置病者工作之根据。第五,应向医生探知病者之饮食睡眠有何应注意之事项,可介绍公共卫生家庭巡行护士,以作随访工作。第六,应向医生探知病者疾病有无传染其家人可能。第七,应向医生请求解释医药名词及病情之不明了处。

3. 与医生会谈之方法　第一,向医生探询消息,最好能亲自晤谈,借以得知疾病预断之详细叙述,或对社会治疗之任何意见,并能避免隔阂。第二,应善用适当时机会晤医生。如在医生忙迫时所答必甚简单,又不能运用思想,因而所询者多不得结果。且社会个案工作员在未见医生以前,须将询问之要点加以思索,发言宜简捷①而中肯。如言辞繁琐②,不中肯綮,致使被询问者无从置答,

---

① 现多用“简洁”,此后不再赘述。——编者注
② 现多用“烦琐”,此后不再赘述。——编者注

因厌烦而拒绝者,亦或①有之。第三,不可因略通普通疾病情况,即先医生而下诊断。医院社会个案工作员因所见病症甚多,或能由病象而测知疾病之诊断。但切忌于会谈时提及,盖此为医生所最厌恶者。工作员于会谈时,如先提出疾病之诊断,则医生原可尽情畅述之一切消息,亦以此拒而不谈。第四,应与医生合作。各位医生性情之不同,正如一般人性情之互异。社会个案工作员与之接洽时,务宜小心,切忌与医生有意见冲突之处,一有冲突,则裂痕即难弥补。此外尚有少数医生对医院社会工作之本身不甚明了,因而合作方面常感困难。工作员应以工作成绩之表现,以渐使之了解并发生兴趣。第五,最好能向主管医生寻取消息及意见。著者当在协和医院服务时,主任常加指导,关于病人消息及意见,最好向该科主任及高级教授探询,正因彼等之经验丰富,更较初入社会之医生多负责任。第六,与医生应有定时之聚会。按医院规定,各科于每周中之一日,例由主任会同全体医生至该科病房巡查(ward round)。此外并由各教授带同医生巡查讲解。社会个案工作员应先得医生同意,依时随时听讲,并与医生依时开会,讨论各项有问题之个案,亦系一彼此探求消息之途径。当著者管理瘤科时,该主任医生每星期皆召集社会个案工作员、透骨科主任、饮食

---

① 现多用"抑或",此后不再赘述。——编者注

部主管人员、护士，共同开会一次，彼此交换意见，对治疗方面，有莫大之协助。第七，读病案。医生与护士等对病情之检查、治疗及进步，皆逐日制有记录，即为病案。社会个案工作员可逐加阅读，以资参考。

（二）与病人之会谈

1. 向病人调查之情况　医药社会调查，第一步系调查病人，病人当来院挂号时，挂号处即将其姓名、住址、年岁、籍贯等逐项登记，然后赴各科候诊，至有医药社会问题时，社会个案工作员即须开始作调查之工作。

按之医院社会服务部惯例，除病人病情危急，医生劝其少谈话外，社会个案工作员均应与病人接谈。此系极端重要之一步。社会个案工作员虽不能在第一次会谈时，即将病人之性格、社会背景，全盘调查明确，但至少关于病者之目前状况（即实证材料）（identification material），如职业及经济状况、家人亲友之住址等，可得一梗概。此外病人之面貌衣饰，以及有何身体之痛苦，有何心情之不安，临时社会问题（如无住院费或药费等）之发生，对住院之态度等，社会个案工作员可先得若干实据及印象，以作工作之起点。然后以此为线索，以追求更多之事实情况，逐步脚踏实地进行，无不成功者。

2. 向病人调查之方法　按之社会调查方法，若系社会个案工作员亲出调查时,多探用两种方法。一种即向被调查者谈话时不用表格,亦无一定起点,随机应变,从谈话中得悉应知之事项,如姓名、住址等,有时须用笔记,但多在被调查者所不注意时。然后系统整理之。另一调查方法,系采取表格填注办法,调查者将应行调查之事项审查后,印成表格,至被调查者面前填注。医药社会调查,可采用任何方法,胥视当时情形而定。在医院作调查时极为易易,一则病人来院就诊,系求院方服务。再则多数病人皆愿一述其痛苦,以作精神上之调剂。我国病人有不避讳医生之成习,病人来院,工作员对之表示关切,彼视同救星,除有特别希求外,不致隐瞒事实。

医药社会调查既为寻求线索,以作治疗计划之参考,故社会个案工作员于第一次与病人接谈时,应特别小心而机警。态度应镇定,应细心听取病人之谈述,更应表示友谊及同情心,使病者愿倾吐其心中之一切于工作员之前。有时病人谈话间之情绪过于紧张兴奋,工作员应设法解缓其紧张之情绪,使彼心平气和。故工作员与病人会谈时,有下列数点应特别注意:一、听任病人尽情谈述,不加干预。一位态度匆忙而时时顾看时钟之工作员,足以打断病人谈话兴趣,不能得到任何要领。二、病人谈至紧张兴奋时,应稍分其注意力。如转入新题目,或夹用幽默语言等,以减缓病人紧张兴奋之情绪。三、病人如当时有所要求,不妨允以些许小事,以免过拂其意。四、调查时不应显示以上临下之态度，或因彼有所求，而有救济者之态度。五、当第一次会谈时，即能引起病人之自信心，并具有与工作员合作之意念者，尤为美善。六、谈话系一种艺术，最好少用直接问题，如必须直接发问时，语调亦应柔和，使病者不致感到问题之突如其来而困窘。七、因种种情形，如病人感觉心烦或怀疑等，工作员一时不能从病人谈话中得到愿知之事项，万不宜强迫追询，惟有静待机会，续行调查。八、与病人谈话时，可随谈随记，然后加以整理。因医生检查病人时，即随查随记，社会个案工作员既为医院职员中之一，病人对此种记录法，亦不致疑惧。九、所用调查表除为作实证提要外，最好不印提纲。工作员可视各个案件之不同，而搜求应得之材料。为清楚醒目起见，可自行分段列出提纲。

　　3. 调查之环境　无论作任何调查，皆以肃静而无他人同在为最宜。个案调查亦系如此。故医院社会服务部在外堂各科，皆应有一自用之公事房，以便作单独谈话之用。但来院病人，有时在担架上，有时在推送手车上，有时在急症卧车上，非行动不易，即立须住院。如欲单独谈话，其势有所不能。因此社会个案工作员有时即在病人近侧，随谈随记。如在外堂不能谈话，即可待病人住院后，在病人床旁谈。病房向有能移动之隔扇，最好能利用此隔扇，使病人床位与他床隔开。如有能行动之病人，可在一单屋会谈，有时亦有在医院社会服务部会谈者。

4. 调查时间　调查时间以愈早愈好。如能在病人一有问题时或住院以前，即能获得应得到之消息为佳。如不可能时，病人住院后亦须尽早与之谈话。因病人初到新环境，尚少与原住院之病人接触。若经三五日之时间，原住院之病人中或有采用欺瞒方法，以冀达成其他企图者，则难免于互相接触后传授于新来之病人，以致难得确实之消息，并可及早处理。

社会个案工作员与病人会谈之前，以能获得医生同意为宜。其已经住院之病人，更应先与医生商洽。因病人中有医生认为不宜谈话者，若冒昧与谈，易招医生之不满。尤不宜于病人睡眠时妨扰其安睡，强与谈话；或于用膳时妨扰其进餐。病人如在疾痛呻吟中，先应以温言慰藉，然后与谈。或俟其稍愈再谈，尤甚妥善。以上数点在调查时应特别注意，否则非激怒病人，即使病人心绪不安，注意力不能集中，而敷衍了事。

5. 与病人会谈时应注意之要点　向病人调查消息，胥视病人系属何科而定。譬之一脑系精神科之病人，即较普通外科病人情形复杂。某种消息对前者宜多问，对后者即可不问。抑同属一科之病人，因医药社会问题之有无，所应得之消息亦各不同。例如属外科者之疝气病人于施用手术后，十九即可痊愈，在普通情形之下两星期后即能出院工作，医药社会问题较小。但一个患有噎食病之病人,须用皮管向胃内进食,饮食须用流质,又须熟知使用皮管进食之方法,病人本人既不能动作,生命又多无久限,医药社会问题自必加多。对前者写一简短消息即可,对后者之消息,则应力求其完善。

以上所述消息之搜集,虽有种种之不同,但有一事须切记者,即无论任何个案,其实证材料不可或缺。因个案之来,当时虽无任何问题,但有时或许有出人意料之问题发生。当时如无实证材料作为线索,工作即感于十分棘手,此不可不注意者。兹将应调查之实证材料列后,以资参考,其他因疾病种类之不同,而应增入之问题,亦逐一列出。

(1)实证材料。

① 姓名,性别,年龄,籍贯,已否结婚、鳏寡、分居、医院号数。

② 现在住址、以前住址、邻居状况(姓名、职业、与病人家庭之关系等)。

③ 由何机关或个人介绍而来。

④ 曾否在其他医院治疗或与其他社会服务机关有关。

⑤ 亲友姓名、职业、住址、对病人关心之程度。

⑥ 现在职业:入款、工作地点、雇主姓名。

⑦ 教育程度:读书年限,在何学校受过何种训练及经验。

⑧ 工作历史:起始工作年岁、何种工作、入款、工作年限、为何

改业;若曾失业,其失业期间及原因。

⑨ 家庭(与病人同居之家人及分居之家人)关系、名字、年岁、职业、入款、对病人之态度、彼此间之关系。

⑩ 经济状况:产业,如房屋间数、田地亩数、产量、商铺营业状况、储蓄、负债数目或典当数目;由亲友帮助;由机关帮助。

(2)病人现状:外表衣饰、脸部表情、态度。

(3)生活状况:习惯、嗜好、交往、如何利用闲暇时间、几人合住一屋、有无庭院、所用大宗食料为何。

(4)疾病历史:以前曾患何病(身体及精神方面)、病情、期间、治疗(中药或西药),现在疾病由何日起始、病初情况、经过情形、曾否治疗、何种治疗。

(5)社会问题(指当时病人所陈述者及社会工作员所想及者而言)。

(6)接受此个案之现状,为何办理此个案(如因医生送交或其他部请办)、何人伴同病人来院、检查后医生之意见、病人及其家属能合作之程度等。

(7)社会工作员初步之印象。

(8)各科应增入之问题。

① 对骨科病人应特别询问之事项:经济状况、职业性质、住室情形、家人对病人关心之程度。

② 对心脏病病人应特别询问者：何种工作、雇主对病人之态度、家庭经济状况、教育程度。

③ 对花柳病病人应特别询问者：疾病来源、社会背景、曾否治疗、经济状况、能否如期来院复诊、妻子是否检验血液。

④ 对非婚母应特别询问之事项：家庭背景（父母对子女之态度），社会背景（对非婚生子之观念及安置办法），是否经济独立，对方情况（家庭、社会、个人品德、经济状况、愿负之责任），病人对小孩之计划。

⑤ 对肺结核病人应特别询问者：经济状况、住室及饮食、对疾病之态度、工作状况、雇主或家人对病人关心之程度。

附注：凡以上未经提及之各科病人，多无特别要点，可资询问者，故不逐一列举。

五、外出调查

（一）外出调查之重要

外出拜访，系医药社会调查不可缺少之步骤。著者曾忆浦爱德女士于每一工作员与之讨论任何个案时，必先问对此个案曾否经过调查，如仅凭由病人口述，未经出外调查，即不认为满意，即令再去调查。麦克格林斯在博尔文联合医院董事长任内，曾言："医院社会服务部之功能，即系调查因疾病而生之痛苦，再加以解救。"

当病人来院时,因疾病之缠绕,心境自属不安,谈话所得,既不能认为十分满意;而病人心境安定时,又不免因有所求于院方,而有隐瞒情事,亦未可遽信。故有外出调查之必要。

个案调查系社会治疗中必经之途径,其要点可概述如下:

1. 外出调查可作实证之根据,病人之谈述是否完全可靠,家人亲友在医院之报告是否可作根据(因有种种情形,社会工作员在医院内须与伴同病人来院之家人或亲友等谈话调查),全赖外出调查,如家庭拜访可目睹病人家庭之房舍陈列等。如分别向各方面调查,可以得到不同之材料,以作研究比较之根据。他如社会个案工作员对该案之印象是否属实,亦全赖外出之调查。譬之工作员与病人谈话后,认为其家人间彼此关系不洽,为证实此一印象,必须作家庭拜访,借以观察其家人彼此间之态度如何。

2. 外出调查可补充消息之不足,一个案确定计划之先,必须将关于该个案之一切消息,尽量调查圆满,方为妥当。吾人既知病人或亲友在医院所陈告者不尽完善,或有若干消息不便向病人或伴送人质询,则非赖外出调查不可。社会个案工作员将医药及社会之各科消息调查圆满,于医生及本身工作皆有所助。

3. 外出调查可获得关心病人者之合作,外出调查固为得到更多之消息,及明了病人之社会背景,但外出拜访可能获得有关人士之合作,亦为重要意义之一。如求计划之成功,与病者家人或其他有关人士之合作，殊有必要。欲求其合作，必须有从容之时间——会谈，使之明了医院社会服务部对病人关切之深，并征求彼等之意见，促动其合作之兴趣与热忱。此对于工作之推动，有莫大之臂助。据著者经验，常有对病人平日漠不关心之亲友，尤以雇主上司为然，因感于院方对病人之热诚，遂亦改变其平日态度，而与医院社会服务部合作。此外，与其他机关之合作，亦悉赖外出拜访，此点已叙述于前。

4. 外出拜访与社会治疗并进，当详述于社会治疗章[①]。

（二）调查之对象

社会个案工作员既深知调查之重要，故每遇有问题之个案，即外出调查。至于每次调查之对象为何，此则不可一概而论，而须视个案之情况以为定。在普通情形下，调查之对象为病人之家庭。亲戚、朋友、雇主、同事、邻居、地主、教会、法庭、监狱、医药卫生机关、医院社会服务部、学校、医生、警察、各社会服务机关、政府机关、公会、军队等。

（三）调查注意事项

1. 外出调查前应注意之事项　社会个案工作员于外出调查之先，必须将应行调查之各点（如关于供医生参考之点等）列出，或

---

① 应为"社会治疗"一节，即第四章第四节。——整理者注

牢记于心,以免临时疏略遗漏。又因若干地方,仅可拜访一次,不宜多往。并为节省时间计,每于外出调查之先,得将其他个案内之对象可以顺路拜访者,记录其姓名住址,以便顺路拜访。至某一个案应调查之对象在一处以上者,工作员究应先行拜访何处,则须视个案之问题及工作员之习惯而定,但普通以先往病人家庭者为多。

2. 调查所得应严守秘密 社会工作员切忌以调查所得,不经主管人之同意,竟供诸其他机关,或任意以此处之所得告知彼处,或将病人所告述者宣露于外人,或将外人之传述告知病人,致生许多纠葛。如须告知各方之事项,事先应得指导者之同意,未可任便径行。

3. 应有锐敏之眼光与正确之判断力 社会个案工作员每至一处调查,对于不便询问之点,应在对方不注意中,以锐敏之眼光观察清楚(如陈设、用品、对方人等之举止态度等)。且在调查途中,常能得到相反之消息,工作员应以虚心接受,勿骤下断语;以俟应得之消息到手后,再凭借个人及他人之经验,以判断其孰是孰非,方免错误。至于判断是非之方法,当先明了报告者之动机。

4. 调查中应注意自身之言行 社会个案工作员当在医院与病人或家属会谈时,系处于主人地位,对环境易于管制。且各工作员在院内皆穿着医院制服,病人或其家属既视之为医院职员,则不可加疑虑,畅然谈述。盖彼等来院求医,虽无其他要求,亦愿院方对其疾病多加注意。故工作员在院内会谈调查时，自较易易。一旦外出调查，一切情势皆已相反。工作员对自身之言行，即应特别注意。因此时工作员已为被调查者注意之目标，一切举动应合于当地社会之风习，及被调查者社会之背景（如为上、中或下等阶级家庭等[①]）。否则会谈未成，已先招人耻笑，或激起恶感，对于以后之合作，发生一不良之开端。著者曾忆在北平作调查时，凡旗人家庭，不论贫富，大都礼节过繁，甚至饮茶端碗，皆有一定姿势。著者即随其习俗而行，结果多甚圆满。至"大杂院"（即所谓穷人窟，多为穷苦洋车夫、小贩等所住，每院十余家，每家大都占居一屋，每屋三五人不等）调查时，彼贫苦者皆以为"先生"到临，赶忙招待。著者此时不顾室内之龌龊，空气之恶劣，进屋安坐，与被调查者从容接谈。若彼供以开水，亦随饮而随谈，彼见来者无骄矜之态，遂亦无所顾忌而尽情倾吐其所知。

5. 个案调查遇困难时之办法　按著者经验，外出调查之结果不能悉如己意。所拜访之对象，有对病人平日即怀不满者，有不明真象唯恐自身受纠缠者，有因自身曾在医院诊病、不知何种原因而不满院方者，并有不愿陌生人至其家拜访者。社会个案工作员如遇此种情形，宁可暂时放弃调查之机会，勿

① 此处改为"如为上、中或下阶层家庭等"为佳。——编者注

与争辩。如当时情形许可，或可徐为解释来意。否则应即行返院，将其原委向彼邻居或病人等探听明确后，再设法与之接近。

6. 会谈时应注意之事项　社会个案工作员每至一处，常为多数人围绕，众口纷哓，不得要领。其中即使有人欲吐实情者，亦无机可乘。此时应随机应变，以微词退开不干事之人，或设法与当事人另觅安静地点恳谈。至不得已时，可分期会谈。至于问话方法，当以出于自然为宜，如能由其他方面引入正题尤善。譬之访见一杂货铺主人，调查某学徒问题，如到后即示以名片会见主人，一则易被其他铺伙围绕，再则谈话未免过于正式而生硬。莫如以顾主行径步入铺内，询其一部市价商情，或购些应用物品，渐次伺机与主人或伙友会谈。如此作法，于不知不觉中，即可得到应得之消息。其他会谈，均可采用此类办法。此外，会谈时之当面记录，究应以避免为宜，而于拜访后再行补记要点。如记忆力强者，即不补记亦可，但须于回院时一一写出，以免日久遗忘。此必须注意者。著者曾有此经验，于调查返院后因有其他问题发生，遂行搁置，未即写出，一二日后乃得消息多觉模糊。若待三五日后，则更遗忘殆尽。于工作及记录方面，皆有无法补偿之损失。

7. 勿向儿童询问消息　此点系美国红十字会社会个案工作

员手册中所特别提出者。我国之工作员亦应了解此点之重要，盖因儿童之观察判断皆甚幼稚，不惟消息不甚可靠，反而引起成年人之反感。

8. 如何觅得调查住址　病人或其家人在医院所报告之地址，常有不实之处，著者对此经验极多，至调查地点时，非门牌错误，即街巷不符。且有已行寻得其人，但矢口不承与病人之关系。社会个案工作员如遇此等情形，在城市即可亲诣警所，查阅户口簿以资对证；或询问邻居、铺户、担水夫、小贩，均可寻得线索。在乡村，则须向保甲长探询，但即使探询确实后，万勿立即返回争论，而以稍假时日，或用其他间接方法进行探询其究竟为宜。

（四）消息来源之分述

1. 家庭访问工作

（1）医药社会工作与家庭访问

家庭为吾人精神寄托与经济互助之集团，我国人对于家庭之重视，早为世人所称许。不拘其人平日如何为人所鄙视，然一遇患难，其家人未有坐视不救者。据著者经验，来院诊疗之病人，异乡人而外多半由其家人伴送来院；病人一切社会问题之解决，亦悉赖其家人之合作。故凡从事医院社会工作者，第一须明了病者之家庭，更应取得其家人之合作，定可得事半功倍之效。此亦我国社会文化之特质,社会个案工作员应加意利用之。

家人伴送病人来院时(有时非系至亲者),社会个案工作员因限于时间工作繁忙,多不能详细会谈,即详细会谈,亦仅于听取其口头报告而无实据,故于稍有时间后,第一步即应访问病人家庭,嗣再按该个案之情形而依次调查之。

(2)家庭访问须知

第一,应由病人近亲而及远亲,医院社会服务部所接受之病人,有时系出自大家庭者,有时系出自小家庭者;有时系全家所依赖为生者,有时系不能生产而依赖家庭者,有时按其病情须暂时依赖家庭者,有时须永久依赖家庭者。但无论病人情况如何,而对病人知之最详、最为关切者,莫如其至亲骨肉。故社会个案工作员之拜访家庭总以先其至亲,须再及于与病人有经济关系之家人,又须及于其远族(有时可不必拜访)。此不但便于消息之采访,并可免其至亲之怀疑。至于会谈之对象与所得消息之内容,按普通经验,与妇女会谈所易得到者,多为家事之管理、儿童之状况、读书之情形、家人间彼此之关系、病人幼时之经过。与男人会谈所易得到者,多为职业之问题、经济之状况,及亲友之关系。此点或可作社会个案工作员之参考。第二,借调查以取得家人之合作,社会个案工作员每至病人家中,多为其家人所欢迎。此为著者十余年之经验。工作员即应凭借此种情势,以渐取得其家人之合作,因社会治疗如不有①其家人参加，则一切计划皆不易实现，此诚不可不注意者。

（3）家庭访问应搜集之消息

第一，观察方面之消息，家庭拜访所得之消息，非完全由谈述中得来，有若干事实系从观察而得；且观察所得之事实，较之由谈述中所得之消息尤为确实。社会工作员应于调查归来，立将观察所得者写出。至应观察之方面，大略如左：

其一为家人态度及外表之观察，社会个案工作员，每至一家，固先见其门庭墙壁，然于扣门②之后，来相接触者则为其家人。及至登门入室而相与会谈者，亦为其家人。迨后与之常有接触，以共谋病人之福利者，亦为其家人。故于家人面部之表情（如显示喜悦或忧悒之色等），态度之美恶（如大方、拘谨或怀疑、虚伪、怒恼等），发言之情况（如流利、迟缓、半吞半吐等），衣着之表观（如质料、新旧、合时样否等），家人彼此间之交接（如是否有彼此躲避或和睦之情况等），应特别留意。诚以此等情况，皆为测量消息虚实，及发现问题之线索，万不可等闲视之。

其二为环境及房舍之观察。病人家庭所住之房舍及陈列，与夫环境之优劣、邻居之贫富，皆为调查病人经济状况之最好参

---

① "不有"，此处为"没有"的意思。——编者注
② 现多用"叩门"，此后不再赘述。——编者注

考材料。以此社会个案工作员于到达病人家庭时,应注意以下各点。

环境,病人家庭之住居或街,或巷,或村;或系贫民区①、住宅区、商业区、工厂区。其周围景况如何,有无垃圾堆等,厕所之距离远近。邻居安静否,多系何层阶级,其房舍之外观如何,病人住家有无庭院,如有,其大小如何,同院共住几家,清洁方面如何。

住室,共有房屋若干间,系何方向,草顶、瓦顶或其他。已否招租,若有,租出若干间数。几人住一屋,是否拥挤。空气太阳是否流通照晒②,屋顶是否漏雨,地面是否潮湿。屋内陈设如何,器皿新旧及价值如何,是否清净整齐,设置敷用否。被褥之清洁及件数如何,病人睡床或睡炕(北方住家多睡炕,系土砖砌成,下面可烧火取暖)。

第二,会谈方面之消息,由家庭拜访而应得之消息,可参考第四章(中的)"与病人会谈时应注意之要点"③内所列各项,即可以所得之各项消息,与病人所陈述者互相参证,并补充其不足。此外,又当按每个个案问题之不同(如肺痨病人之休养问题、糖尿症病人之

① 由下文补"区"字。——整理者注
② 此处为"空气是否流通,太阳是否照晒"之意。——编者注
③ 即为"与病人之会谈"的内容。——编者注

饮食问题,或任何科病人之经济问题,家人感情调整问题等),而应特别置重某点以询问。兹为便利工作起见,特举述之如左。

其一,可由"与病人会谈时应注意之要点"内,择有关该个案之点,以询问其家人。此点初视之似嫌重复,实则十分重要。正如医生对病人之检查,由助手(多系学生)、住院医生作同样之检查后,主任医生对于某种情况,仍须亲自检查,并须询问病人家属甚多之同样问题,总以愈详尽愈佳。社会检查亦何独不然。社会情形较疾病情形尤为复杂,调查亦宜更为详细,在不同之地点向不同之人询问相同之问题,自属应然之事。

其二,关于家人全体者,家庭历史,居住之长久,与邻居之关系,经济分配之实情,及其较切亲友之住址。家人对此疾病之态度与计划,对医院之态度,与能合作之程度,生活之方式(如系旧式或新式家庭等)。如社会个案工作员认为有遗传关系,或医生欲探询遗传之情形,可并询及家人中同血统结婚、嗜酒、精神病、神经衰弱病、羊癫疯[①]、毒瘤、畸形等状况。

其三,关于病人自身者。病人平日之往还,家人与病者彼此间之关系,病人平日之生活,疾病之起源与经过;以及个性之发展、智力、理性、工作速力、诚实、责任心、道德标准,皆在必询之列。盖借

---

① 现多用"羊角风",此后不再赘述。——编者注

此种种,可资考证其自立之特点与合作之程度;并能发现其某种疾病之起因。此诚不可不注意者。

2. 向病者亲戚之调查工作

病者亲戚为调查之第二对象。"亲亲相顾"乃我国之古语,关于病人及其家庭之种种情况,以亲戚所知最多。如能得病人亲戚之合作,不特工作计划可得其赞同协助,即经济方面亦可得其助力。不过社会个案工作员应注意者,有时病人亲戚因偏向病人,所陈述者未必尽可置信,但亦必须安心静听,牢记其对于个案之观察,以作参考。更应就各方亲戚之所知,力求种种证据,试询以对病人之计划。有时彼等所想之办法,有出于工作员意料之外者。

3. 向医院或其他卫生机关之调查

(1) 向其他医院之调查。病人常有由其他医院转送而来者,或曾在其他医院治疗相当时日而自动前来者。一般病人多怀"得病乱投医"之意念,辗转求治,及至金钱用罄,病犹依然,乃复回本院就诊。社会个案工作员遇有此种病人,即应赴病人前曾就诊之医院调查其经过情形,调查时最好能与其主管医师会晤。至应行调查之事项,则可摘选第四章(中的)"与医生会谈"①一节②所举各点以作参考。

---

① 即为"与医生之会谈"的内容。——编者注
② 该部分内容未单独成节,故这一表达存误。——编者注

（2）向其他卫生机关之调查。关于疾病之预防、治疗及看护，除医院外，尚有其他各卫生机关，如卫生实验院、防疫处、卫生院、卫生事务所等。如病人曾经该任何机关之检查或诊治，社会个案工作员皆可前往调查，以作医生诊断及社会治疗之参考。至于应行调查之点，则与医院调查，大同小异。

4. 向雇主调查

（1）向雇主调查之重要：向雇主调查，系个案调查中最重要步骤之一

无论进行何种社会服务工作，新旧雇主皆为计划及社会治疗中不可缺少之人物。因社会个案工作员除向新旧雇主（大工厂须向工头领班人探听）探听消息外，有时旧雇主对于病人或可再度雇用，或代为介绍职业。即新雇主亦可作同样之帮忙。不过社会个案工作员须在谈话之先，与雇主说明来意，系为病人之利益，则消息更易采访。此种调查颇能帮助社会个案工作员明了病人之工作能力及其品格。

（2）访问雇主之方法

第一，从旧雇主中调查消息，应以病人受雇时期较长者为宜，盖以病人在一处工作愈久，则其雇主知之亦愈深，而彼此感情亦愈密。同时，雇主因与病人相处较久，或可对病人家庭状况，能附带供给些许消息。

第二,无论新旧雇主,如对病人之情形并不知悉,即可请其介绍病人所与同工之工头或同事,有时更给以比较详细之消息,不过社会个案工作员要先见其主管人为宜。

第三,在未将病人情况与雇主详述之前,并以先行听取雇主之意见为宜,盖以防雇主之无诚意者借机探听病人之消息。

（3）向雇主应采集之消息

第一,从前之职业：从前雇主之姓名及住址；病人从事职业之性质及工作所需之能力；对某种职务工作若干时日,离去职务之原因,每种职务之入款若干；病人之工作记录如何,如速率、准确、守秩序、稳重、兴趣；对工作之态度,对雇主及同事之态度；病人之习惯、性情及健康等。

第二,关于现在之职业：工作起始之时日,工作之性质,论月或论件,每日工作时间之长短,是否有季节之关系；如手工或工厂所用之材料,在工作上有无妨碍健康之处；工作之设备,环境卫生之情形；职位升擢之机会；工资之多寡,有无津贴等情；疾病时有何补救办法；病人每月或每年平均请假之日数。

5. 向学校调查之要点

向学校调查固不分大学或中学学生,但仍以初中以下学生为主体。盖因学生年龄愈低,校方知之亦愈详。学校正如家人及亲戚然,不特能以供给消息,并能取得合作,以作社会治疗。儿童除家庭生活外,大部时间系在学校,家庭与学校有联带①之关系。社会个案工作员到学校拜访,除可得到病人在校内之一切情形外,并可直接或间接得到关于病人家庭之状况。此诚为一举两得之事。

作学校拜访,可向校长探听消息。但多数校长不如教员与学生之接触更为密切。故向学校调查,探询教员或更较圆满。至于所调查之事项,则以下列诸点为最要者:

(1)学生分数:分数一事,固可表示病人之智力,但未可仅以分数判定一切。社会个案工作员并应注意该校之设置与声望如何,以及学生之年龄,教室是否拥挤,学生是否时常请假,因病或其他原因,学生家庭是否常迁移,如由甲城迁往乙城、由城市迁至乡间,或相反。

(2)在校之行为:学生平日之行为,关系病人心理变态极重。社会个案工作员于会谈时,不应仅以询问病人之行为优劣为满足,必须听取对方谈述关于病人之举动、欲望与倾向等,方能作为参考之根据。

(3)身体状况:关于学生身体状况,教员之留心学生者常能早日发现,学生平时有何反常之处,如坐时之偏正、扁桃腺②之膨大、目力之不佳、发育之不全、智力之低劣等。此等发现,能助于医生

①　现多用"连带",此后不再赘述。——编者注
②　现多称"扁桃体",此后不再赘述。——编者注

之诊断颇多。

（4）精神状况：某一学生性情之温和、暴躁、多疑或坦白；好独居，或群居等，皆在心理卫生方面所应调查者，学校教员多于平时习见深知。

（5）学生所得家庭之护持：教员在平时与学生谈话及观察中，对于学生家庭平日之护持如何，家长对学生之注意与否，由其衣着、饮食、清洁、发育及行为种种情况，极易观察得之。学生功课虽佳，但常在授课中睡去，嗣即发现该生在家受继母之虐待，每晚令使煮茶洗碗等，就寝甚迟，起床又甚早，以致身心疲惫，凡此种种，教员有发现之可能。

（6）学生平日之伴侣：此点与学生之行为、品德、陶冶极有关系。至学生平日在其多数伴侣中间系领袖，或系受人指使，亦应注意。

6. 向邻居之调查

邻居系分远邻、近邻、新邻、旧邻四种，并不必限于同院及接房，以我国乡村而言，有一家独居一地者，阡陌相隔，拜访者非请人引导，不能寻获，在城市则居家终日闭门，邻人老死不相往来。因此，所谓邻居，不必过于以空间为限，即同巷街之小杂货店，亦可视为邻居。今特就著者经验，列举邻居调查应行注意之点如左：

（1）在未拜访病人家庭之前，不宜拜访邻居，以免招病人家属之怀疑及不满。

（2）无论新邻旧邻，应以先拜访距离较远者为宜，以防拜访后彼此串通。如拜访近邻，务须进入屋内会谈，以免附近闲人因好奇而驻足聚听，渐至围绕重重，谈话难得要领。

（3）邻居对病人或其家庭之态度亦有不同，有偏向病人者，有怨恨病人者，且有对病人不关痛痒者，社会工作员应不分厚薄，一一听取以权轻重。

（4）按普通经验，邻居虽能报告消息，但少有共同合作、与社会个案工作员共同计划，以协助病人者（当地之乡长士绅，常不在此例）。但患精神病者，其邻居对病人多甚关心，因病人平日常使四邻不安，邻人急盼其早日治愈，即可早得安宁。

7. 其他社会服务机关（包括医院社会服务部）之调查

在同一地方之各个社会服务机关，平日如有相当之联络与组织，遇有连带关系之个案，即易取得合作。如美国同一城市之各社会工作机关共同成立一社会消息交换处是，其工作已备述于第二章。在普通情形之下，向其他社会服务机关调查，可得两种效果：

一是除可节省双重调查外，尚可获得其他社会服务机关办理此一个案之经验，可作吾人工作之参考。

二是该机关可作该案证人，其所得之消息，虽不免得自听来，但对此消息之证据，已经其权衡审量，自不无可取之处。

以上所述之各种调查，为医药个案调查中之荦荦大端。其他向法院、监狱、军队、警察所之种种调查，在医院社会工作中偶或有之。但较之其他方面，尚属甚少，工作员自可参照本节所述调查方法，相机为之，并可查阅其档案，摘录其重要之点，较之向家庭等处拜访容易得多。不过为接洽便利计，工作员如能持有院方介绍信前往接洽，尤觉完妥。因此类机关常有秘密文件，不便向个人宣露。

第二节　诊断工作

一、社会诊断之意义

医院社会工作之步骤，第一步既为调查，第二步则为运用调查所得之消息以作诊断，然后可根据此诊断，作成计划，从事治疗。社会诊断既为此全部历程之枢纽，则其重要性可想而知。

至于社会诊断之定义如何，瑞池曼（M. E. Richmond）认为，社会诊断系对病人之社会情况，及性格之任何需要，确切扼要述出。彼之社会情况及人格所指者，系与其他人类彼此相依之关系，及与社会服务机关之关系。哈米尔顿（G. Hamilton）在其社会个案记录一书中,亦采用此定义。不过又增"诊断者从起始即以社会治疗为观点"一语而已。

吾人对于社会诊断工作不必拘泥于其定义,最要者在能明了此为社会治疗必经之过程。其重要性不亚于医生对疾病之诊断,而为医院社会工作中最难之一步,但亦为最有兴趣之一点。从事此种工作者,对此步骤,并须详加研讨。

二、如何作(或成立)社会诊断

(一)成立诊断之捷径

诊断之成立,系社会个案工作员就调查所得之材料,由证据、理解、经验而得一结论。简言之,即社会问题之发现。初级工作员,可商诸高级者,或个案督导员等,若能于规定时间,开一诊断研讨会(diagnostic conference),在主任医生领导下由负责之个人当众报告调查之所得,然后详加讨论,如此可得一更完善之诊断,如主管医生对此病人发生兴趣,亦可邀请参加。

(二)作社会诊断应注意之要点

1. 一个诊断容有错误:诊断之错误,在所难免。不过吾人应时时留意,以不致演成大错为是。譬之一病人向不作工,而给以工作劳累之诊断,或一富有者而诊断为经济奇绌,此为不可恕宥之错误。

2. 一个诊断万勿过于简括：一诊断而以一二短句或以一二字代表全部问题，此颇易失去诊断之意义，如贫穷、被遗弃、慵懒等语句，皆非一有价值之诊断。

3. 一个诊断万勿过于烦琐：社会个案工作员于所搜集之证据中，应分别其重要与次要之各点，澈底认清问题所在，切忌举一切烦琐事项皆纳于诊断之中，致使整个事实混淆不清。

4. 作诊断时应顾及治疗之可能性：诊断原为治疗之准备，因此社会个案工作员于成立诊断时，即宜注意治疗之线索，更须明确指出病人所处环境之不同，与个性之特点，以便治疗时可对症下药。

5. 勿对诊断存满足之念：诊断之决定，不能认为系最后之决定，因疾病与事故常有变幻之故。且以吾人之工作，系以人类为对象，试思人类情形如何复杂、人与人之关系又何等错综莫测！医生于十分钟内可作成之诊断，今须一点钟始克作成。因在诊断之先，必须观察及明了病人生活之各方面，个案诊断，亦复如是。加以每社会个案工作员之工作如是其多，一人之精力终属有限，何能即认为满足。

三、社会诊断之各方面

社会诊断，一如疾病诊断，虽有时系为一种，有时可为数种。

但因前述复杂情形,社会诊断常不易分类。而其项数又常繁多。吾人为求其划一而利于工作起见,宜对其作有系统之分类。譬如某患心脏衰弱症之病人,因工作不利而失业,家庭经济向极困难,且又为唯一之养家者,其子因患猩红热症而聋聩,其妻又系低能不善处理家务者。因之夫妻时常反目。按著者经验,有种种问题之病人实非少数,社会工作员如毫无秩序悉行列出,其问题之轻重,即无法分析。如随意取消任何项目,又为不可能。因此最好办法,系将许多项目分类列出,至于分类列出之办法,哈米尔顿所讨论者最为详尽,可引证于此。

一九一九年加博教授之建议,社会诊断分个人方面者(物质及精神)与环境方面者(物质及精神),此外有若干家庭服务机关以健康、经济、行为三种为主要纲目,在一九二二年(有)希来(Dr. Healy)及布鲁纳(Dr. Brown)教授所用之纲要为问题(物质及精神)、背景、直接原因等,哈米尔顿则用身体、经济、社会、精神等四项纲要。著者当从事医院社会工作时,皆将诊断列于社会问题总纲之下,将每个个案之社会问题(见第一章社会问题之分类)作简短陈述,按问题之轻重先后胪列。一般所谓诊断叙述(diagnostic statement)即系此意。或以工作员之印象(worker's impression)以代替诊断。总之,社会诊断如何分类,并无一定成规,而以自身经验及工作便利为定。

第三节　社会工作之计划

一、计划之确定

医院社会工作之第三步，即为确定计划。其计划之确定，系使社会工作员于每一步工作之前，得以力量及经济，作有效之集中。因吾人对一病案，既发现其问题之所在，即应设法解决其问题。正如医生既确定其为何种疾病，即应计划如何治疗者然。譬之病人之诊断为胃疮，此时即应计划用药物治疗或施用手术。社会问题之复杂，较之疾病尤有过之，社会工作员于此不应盲目从事，其对于计划之确定，更宜审慎。

二、确定计划之方法

（一）对每一个案应有全盘之计划

有社会问题之个案，多有疾病、失业，及其他种种缺欠之复杂综错情形，正如我国谚语所谓"祸不单行"者。吾人于计划之拟制，切忌"头痛医头，脚痛医脚"之态度。此仅能罅漏补苴，终不能使个案得到完满之解决。

（二）计划未定前应采集各方面之意见

社会个案工作员在决定计划前，应将与病人有关之各方意见，与自己之意见，互相沟通，然后于实行时，更可得他人之合作。但据著者所见，及各先进之经验，在所有意见之中最要紧者，则为病人本人之意见，亦即其本人之洞察力（insight）。因个人对其自己之估计，应较明确，在治疗时非得病人自己之合作，亦不能成功。故著者当将诊断查出后，必问病人对自己有何计划，并对彼此之计划有一详细之会谈，大有助于工作之进行。

（三）有助于计划之拟制者

1. 开会研讨：此正与确定诊断之办法相同，普通多于研究诊断之时，即研究进一步之工作计划，其优点在集合多人之经验与学识，以达成较个人更完美之计划。

2. 参考其他机关办理之情形：此系指曾在其他机关有存卷之病案，社会个案工作员可参酌其得失，以作计划。

3. 多读个案记录：社会个案工作员为增加知能起见，应多读有关之个案记录，借知从前办理此项问题之成败得失。

（四）作计划应视社会及个人情形之许可

计划可分理想者及事实者两种。以理想者而言，则为对待一个案应如何办理，方始满意，但事实常有所不能，譬之某一病人负担过重，其家人应立即分散，但因顾及一家团聚之乐趣，以免病者伤心，及其他情况，自不易实行。又或某一肺痨病人，自以入肺病疗养院为宜，但病人为经费所限，减免费病床又不易得到。于此即须另作计划,如安置其在家或在一庙寺休养,请由巡回护士经常指导等。

（五）勿轻信他人之要求

社会个案工作员,每欲作一计划,应静穆沉思,凭借自身之创造力、经验学识及前述各办法以进行,万勿轻信病人等之要求。著者常遇某某病人,要求将其小孩寄养,或代觅一相当职业,不一而足,此盖因其对于工作员之工作模糊不清,或其所见者,已止于此,吾人只有从大处着眼,不应因一时感情之冲动而允诺。

第四节　社会治疗

一、社会治疗须知

社会治疗,依一般情况言之,系医院社会工作最重要之阶段。一切调查、诊断计划,皆为实施社会之治疗之准备。医生之用药及施用手术,在铲除病人之疾病,以使之恢复健康。社会工作员之从事社会治疗,在解除病人之社会疾病,使之再能自立,以作社会上一有用之人,自身可享受生活之幸福。著者于此试举一简单之个案说明之。曾记在协和医院工作时,由一某教会介绍一教友名李云者来院救助。李年四十,以拉人力车赡养一家。妻年三十八岁,平日作些许洗补工作，补助家庭入款。夫妻共有子女五人，三男二女，长子方十一岁，其余均相隔二岁。租房一间，平日无意外事项时，夫妻入款，可勉强维持一家生活。其长次二子每日在城内捡煤球（北平穷家小孩多从垃圾堆中捡拾弃置煤渣、煤球，以作煮饭之用），亦可小有补助。不意李某因患漏疮，已半月余未能拉车，家中悉赖典当度日，且已至无可典当之时期。李某来院时，衣服极端褴褛，精神十分萎靡，颇有恨不欲生之势。因经济极端困难，力请将其二小女给人收养，及免费治疗等。著者从彼得到首页之消息后，即为之办理门诊事宜。经医生检查认为须住院割治。适无空床，遂先令回家候床。著者亦即趁此机会前往病人家庭及其所属教会调查。借知其家确系贫困，已无可疑。但据其所属教会牧师谈述病人之妻姊，家道尚称小康。其姊丈系在电话局服务，入款尚丰。只以病人顾全颜面，两家颇少来往。其姊妹间亦因些小误会，彼此感情不甚融洽。著者随即拜访其妻姊家。经会谈后颇得其夫妇之谅解，并愿尽力协助。于是著者遂计划将病人之一子一女暂行寄养于其妻姊处，为病人要求免费床住院，再商请其所属教会，在病人治疗期间，由教友捐款项下予病人家庭以经济之协助，俟病愈时再陆续归还（该教会向有类似社会服务部之设立）。病人出院不能立刻工作时，可送至本院所办之调养院免费休养。此项计划征得病人本人之同意，及各方之赞同后，病人在外候床未久，即由著者安置免费住院。二星期后病人出院,因尚须休养半月,遂送入调养院休养。最后经医生证明,可以工作,病人遂离调养院,自立谋生。其妻姊与病人家之感情,亦自是和好如初。并将其子仍留于妻姊家中,与妻姊家之儿童伴同读书。嗣于病人陆续将教会协助费偿还半数时,即经诸执事教友商决停付。并允其二子免费入该教会小学,于是一家又得完整。病人亦呈现一愉快之面目。

二、社会治疗之趋向

社会治疗向无一定办法,一个案有一个案之情形,亦即有一治疗之特殊办法,此全由实地工作得来。著者于此只能一述其宗旨及实地经验,以供参考。至于实施办法,正如学艺术者然,胥赖社会个案工作员本人之经验,知如何利用现有之资源,与人品之潜在力,能影响病人之程度如何而定。

医院社会工作,正如其他社会工作在试办之初,未免多偏于物质治疗,如钱财之供给、职业之安置、住室饮食等之改进、医药费之减免等。但自一九三〇年此治疗之趋向,已有一大转机,此种转机即系由物质方面之协助,而变为病人之自助;亦可谓病人由被动而变为主动。盖以病人因问题之压迫,不能自行解决而困蹶。如吾人仅只给以物质之协助,虽能救济一时,但决不能持以久远。有时且使病人养成依赖性,欲海难填,而无已时。因之如欲达成治疗之目的，必须使病人自动参加。至于使其自动参加之办法如何，则须加以说明如下：

1. 要建立工作员与病人间之关系　社会个案工作员与病人会谈之目的，正如精神分析法（psychoanalysis），应使病人逐渐对工作员发生信仰，浸至以工作员为其唯一可靠之人，然后因势利导，使之对于自身之问题，能澈底洞知。工作员自亦应置己身于病人地位，具有人饥己饥、人溺己溺之襟怀。如是则两方之关系，既经建立，病人对其自身之根本问题，亦已明了，其自身之动力即可因以发动，其问题之解决亦自较易。譬之某一骨科病人，系一鞋匠，已将右臂割去，原来之职业已不能继续，病人因于自己前途，发生忧虑。同时又觉己身已成残废①，不愿见人，失去自信心而代以自卑情绪（inferiority complex）。工作员虽能设法使其按装②假肢，并代另谋一适宜职业，但病人并不能因此而好转。且自卑情绪未除，其对于工作亦不能奋起兴趣，结果亦难望其持久。故欲使病人安心工作，恢复其日常之生活，必须先行除去其心理阻碍，以免工作员虚耗精神。此即所谓"聪明之服务，为最经济之服务"者是。此不过任举一例而已，其他任何有社会问题者莫不如此。尤以有慢性病之病人为然。其除去心理阻碍之唯一途径，在建立工作员

---

① 现多称"残疾"，此后不再赘述。——编者注
② 现多用"安装"，此后不再赘述。——编者注

与病人之关系,故有称此为"关系治疗"者。

2. 社会治疗应使病人、社会个案工作员与社会三方打成一片

社会治疗固如以上所述,应改变病人之心理,然工作员对病人之最后安置,亦须有赖于其他机关之协助,如经济、职业、医药、指导等。一位作社会治疗最成功之人,即利用其他机关最多之人。李浦德(P. R. Lee)教授称此为执行任务(executive aspect),如欲此种任务之圆满,三方面必须打成一片。

3. 社会治疗须视各方面之实力以为准绳　甲、病人自己之实力——病人之体格,如能作轻工者,不可作重工;能作短时间之工作者,不能作长时间之工作,以及智力、才能、品行、道德标准、态度种种特点之正负,与社会治疗皆有莫大之关系。乙、环境之实力——病人家庭经济状况,家庭合作之程度,亲友关切之程度,皆与社会治疗有关。丙、社会之实力——应察知病人之需要,与社会之供给,如公私立社会服务机关之有无,与所能供献之程度,并有无为治疗所需要之其他资源等。

4. 社会治疗之种类　社会治疗,可分紧急者与基本者两种。医院社会工作虽非救济工作,但遇情形急迫,不容依照一定步骤从容工作时,亦须作紧急治疗。譬之一急症病人急待住院,但无费用。社会个案工作员亦不能坐待其毙,即应先设法使之住院。著者可举一事以明之。曾忆在协和医院眼科服务时,一日忽有淋症

性眼科病人来院,双目脓水淋淋,不能启视,据医生言彼应立即住院,否则数小时内双目即可失明;同时,传染性又复急遽。但病人系一清道夫,平日所入仅敷生活(彼之淋症系由下等妓女染得),无力住院。著者于此惟有出于设法代求一免费床住院之一途。其余类此事件,如临时代觅住所或付与一二餐饭费等,不能备举。凡此,皆可列入紧急治疗一项。医院社会服务部,每月皆应有此项预算。但工作员须切记者,即社会治疗,万勿依靠本部经费,应尽量利用其他资源,凡用自己经费多者,皆非对此工作有计划之人,此言虽近武断,亦由经验中得来者。

三、社会治疗之分类

社会治疗之种种,本于第三章"工作种类"节内[①]业已陈述。但该节所述者,系指一切工作而言,即种种工作之方法,亦包括在内。兹为便利参阅计,特将医院社会工作所从事最多之社会治疗,按身体、精神、社会、经济四项分别列举于后。但有两点须于此提示者,第一,此种分类无法达到十分准确或严格化。某种社会治疗工作可以分属于两项之下,因其偏于某项,即分入某项之下而已。第二,所列者皆系短句,而非一一之陈述。每一短句

---

① 此处应为第三章"工作内容、工作种类及方法"。——整理者注

所包括之工作，均不限于一种。而每一种之工作又均需要相当之思想与工夫，绝非遇乞丐于街衢，因见其状可悯，而给以少许金钱者可比。

（一）身体方面之治疗

如减免费医疗之安置；减免费治疗工具之给予；解释病情；代觅其他医院；疗养院之安置；工作性质改善之安置；及住室之改善等。

（二）精神方面之治疗

如改变病人之态度；给予病人精神上之安慰；家庭之纠纷调解；娱乐之安置；及生活之指导等。

（三）社会方面之治疗

如取得家人之合作；取得亲友之帮助；得雇主之帮助；婚姻之调整；代谋职业；代家人谋职业；代家人取得医药之治疗；代觅学校；职业之训练；特别指导人员之介绍；及介绍至其他社会服务机关等。

（四）经济方面之治疗

如直接给以经济之援助；衣服被褥之给予；代赎典当物品；代安置住处；特别营养之补助（如奶粉、豆浆等）；子女之寄养；辅佐迁移；安置减免费乘车；代垫旅费返里；及指导每月之出入账等。

第五节　善后处理

一、善后处理之意义

善后处理之意义[①]系社会治疗实施后，社会个案工作员对于有特别情形之病人，仍加以指导及辅佐之谓。譬之一穷苦之肺结核学生，已由工作员介绍入肺病疗养院，减费治疗，此社会治疗工作已可告一段落。但此病人至相当时期，病情进展如何，经济力如何，能否再回学校，回校后之办法如何，皆仍须工作员之管理保护。如将病人送至疗养院后，即置不闻问，病人或许因新生之问题，而再行潦倒，以致前功尽弃。医院社会工作主要者虽在于社会治疗，然善后处理，亦为工作员最要工作之一，而不可忽视者。

二、善后处理之范围

社会个案工作员每人每日之新案案件甚多，若对每一施行治疗之病人，皆施以善后处理，不惟势所不能，且不必需。故所应施行善后处理之病人，皆系医疗及社会治疗所未竟者。据著者之经验，有下列数种病人，多需要善后处理：

---

① 　似应为"善后处理"。——整理者注

（一）脑系精神科病人

如不听管教之儿童、犯罪之儿童、低能儿童、精神失常者、精神衰弱者（neurosis）、脑神经瘫痪等病人。著者曾忆一青年病人，略能识字，因父亲早年病故，幼时悉赖母亲为人雇工度日，以至成人。并有一幼弟，亦依其母为生，彼于十五岁时，即佣为夫役，嗣为小贩。但所人之款，皆不能赡养家庭、维持自己生活，因觉衷心有愧，遂以疾病为掩护（此多由下意识而来，乃精神分析问题，此处不及详述），因之常患头痛腹胀之病。遂在内科检查，但毫无病症痕迹。又经医生转脑系科，经诊断后，认系神经衰弱症。后经医生介绍于著者，以作社会治疗。著者因长期与此病人会谈，（病人）逐渐对著者已具有信仰，并愿再振作起精神以从事工作，当即由著者介绍至西山某肺病疗养院内，司管病室清洁事。因系在院用餐，人款可有余裕，每月以若干交与家人，并于工作六个月后，有增加工资之机会。病人精神至为愉快，头痛腹胀之病情，全已消失。但著者实施此代觅职业之治疗后，仍未结束该项病案，每月至少与之会谈一次。并教以逐日写作日记，汇交著者阅读。不意于四月后，病人疾病复发，对其工作失去兴趣。由谈话及日记中，得知系因病人与其同事发生误会、病人常受讥诮所致。著者因鉴于其环境不易改善，病人应即习得一种技能，可资独立谋生，并免与其他人争短长。适值著者同学某君开设工厂，专作各种运动工具，而尤以网球运动工具甚为畅销。因征得病人及其雇主之同意,介绍至该厂学制网球拍。该厂位于城内,著者可多与病人会谈,时常予以鼓励。未及一年,病人亦能自作网球拍,入款颇有可观。彼因感念厂主之厚德,同时,入款亦可接济家庭费用之大部,一时亦未离该厂,自觉其素日之疾病,已不再复发。善后处理之重要,于此可见。

（二）内科慢性病病人

心脏病、肺结核病人,为内科病人中宜施行善后处理者。其重要点,早经叙及,于此不必赘叙。著者曾忆在协和医院社会服务部工作时,一洋车夫,来院求助。年四十八岁,查有心脏病,因不便走路,即为之安置院内充当门役,其入款并未减少。但此人嗜酒成性,入款终嫌不足,常于夜间暗自外出拉车。如此月余,著者未经察觉,但彼之心脏病,则因此加重。后经调查,及其本人之报告,始获知其中之详情。因又改换其看门时间,并嘱其工头,对之加以管束。且时常与之谈话,病势遂未加重。著者提出此例,正以显示善后处理之重要。因病人有时颇似孩童,非赖他人随时注意及辅佐不可。

（三）瘤骨科病人

瘤病中之一种,于施用手术后,须常来院检查治疗（如烤电等等）。此等病人,即须施以善后处理,以免复发。其因种种情形,不能如期来院者,社会个案工作员须予以安排。骨科病人之上石膏者,尚须带此石膏型多日,始克去除,有时仍须再上模型。此种病人,有时须在外等候,因之常不耐烦而自行割除者,或因种种情形,不能持久者,皆须由工作员予以善后处理。有时可利用其他资源,如巡回护士等之帮助。

（四）产科之有非婚生子者之病人

此项病人,不拘其子女已否送人收养,皆应注重善后之处理,有时须安置与所爱之男子结婚,有时须代为择配,有时须与之时常会谈,或代谋职业,并对其职业随时加以督导等。

（五）对戒除嗜好之病人

如吸食鸦片、海洛英①等之病人,在院时虽已戒除,但主要者仍在出院后之处理,其戒酒者亦然（惟我国在医院专门戒酒者尚少）。主要之治疗,应予此种人以适当生活之调剂,如代觅相当职业,或介绍入类似青年会之组织为会员,使有适当娱乐之享受。其最要者,如医院有精神分析家,宜介绍其常与会谈,使其由根本上有所改变,免再堕落。

（六）对无人管照之婴儿

此种婴儿皆为非婚生子及贫穷人家因生育过多而无力抚养者,或因家庭变故,如父或母病故等（指在院受过治疗者而言）,而乏人照料者。有发育不良者,有营养不足者,有天生低能者。对此

---

① 现多称"海洛因",此后不再赘述。——编者注

类婴儿之善后处理,实为必要。著者可将北平协和医院社会服务部对此等婴儿所施行之善后处理办法,介绍于后,以作对此婴儿科有兴趣者之参考。

三、善后处理之举例

（一）使婴儿聚居之办法

北平协和医院社会服务部主任因鉴于上述之婴儿日益增多,又无一适宜之机关可代处理。因于一九二六年遂召集当地对此有兴趣之人士（多为医学界,尤以悠闲而有财势之夫人为多,因此辈夫人多乐于作些许慈善事业以自消遣,并可获得令名）,组成董事会及执行委员会。其执行委员会主席为医院社会服务部主任,执行干事为管理小儿科之社会工作员,由董事募捐以作经费（每年由社会服务部社会个案工作员以演剧或义卖等办法筹措款项,亦可补助一大部分经费）。然后租房一所,雇用保姆若干人,以从事喂护等工作。所收婴儿,多为三岁以下者。每一婴孩,置一小床,及其他设备。平日此等婴儿之饮食等皆归医院健康婴儿科（well baby clinic）之医生检查指导,每月至少过磅一次,以考查其体重之增减,其一切管理等事,皆由该社会工作员负责办理。

（二）抱养婴儿之办法

该怀幼会因常收新婴儿,且此等婴儿亦须有一安置办法,故婴儿可由人家抱养以作养子或养女,我国向有"不孝有三,无后为大"之观念,其富有者若乏子嗣,多喜由怀幼会抱养男孩,以为子嗣,并有喜添一女孩者,亦来该会抱养(但以抱养男孩者为多)。该社会个案工作员须对抱养之家庭有详细之调查,特别注重抱养女孩者,因恐女孩长大有变卖情事。如调查后认为可给与者,即可履行手续,并须有殷实铺保,双方签字等手续。婴儿抱出之后,工作员应常至抱养家拜访,并邀其父母按时带至健康婴儿科检查,因善后处理之工作,对婴儿更为重要,此等婴儿长大后,即以社会服务部为其家,亦偶有抱养二三年,婴儿不能适合其抱养家之环境,或有其他原因而送回者,则再觅抱养之家。

社会工作员对抱养婴儿家庭应调查之事项,如家庭经济状况如何,家人间彼此之感情如何,抱养者之父母与叔伯等是否完全同意(因有时其父母愿分家产而抱养一子者),其父母是否尚能生养(多半须经产科医生检查),对将来之教育机会如何,抱养之动机如何,家庭文化之背景如何,系何人介绍者等项是。

(三)寄养之办法

该院社会服务部主办之怀幼会将婴儿聚集一处保育,其成绩固有足多,但亦有若干问题。(1)婴儿寄于怀幼会内,未免太机关化,突由家庭抱养,多不易适合。(2)经费消耗较多,如房租、灯火、雇用保姆等。(3)不易觅得可靠保姆,因之对婴儿不免有疏忽懈怠之处。(4) 传染病发生,极易波及所有婴儿。因以上四种原因,该部于一九三五年春,商得怀幼会董事之许可,遂又改行寄养办法(fostering)。此项办法即将婴儿寄养于私人家庭,按每日婴儿之需要,予以若干补助费(由怀幼会支付),此种寄养家庭或原有孩童,而乐有再多之孩童;或原无孩童而愿有一二孩童以调剂生活,同时又可获得些许补助费用。至婴儿除吃人奶或奶粉、鱼肝油等外,应与普通之孩童所食者无异,则婴儿既可享得家庭之风味与陶冶,而怀幼会并可节省房租、灯火等等费用,可谓一举两得。至有抱养者,亦与上述之手续相同,婴儿来院检查,与社会个案工作员之处理亦同。但此种寄养办法对于处理方面感觉困难者,即此等寄养家庭多散处各街巷,于访视时,未免多费时间。且寄养家庭之选择亦极重要,兹将北平协和医院选择寄养家之条件列后,以作实施之参考:

1. 以曾在医院诊病之病人家庭为宜,其次即经有关人之介绍者。

2. 寄养家庭以人口简单、全家成人皆同意者为宜。

3. 经济状况能适足,不以补助费为主要入款者。

4. 寄养之主妇至少应性情温和,诚实可靠,对婴儿照管有兴趣,其他家人亦无不良嗜好者。

5. 寄养家之住室清洁,空气流通,太阳可照射者。

6. 寄养家之家人无传染病者。

7. 经寄养后一个月调查可靠者。

四、随访工作

此多为医药治疗后，因恐疾病之复发，及为研究治疗之结果起见，分定期与不定期两种之随访，其办法已于第三章内论及，故不赘述。其余随时不免有发生社会问题者，自可重作社会治疗。

第五章　个案记录

第一节　个案记录之定义

个案记录,系社会个案工作员一切调查所得,关于每个病人之情况、社会诊断、计划、治疗之步骤及结果等之记载。凡该工作员认为对此个案有助之观察印象、困难、心得皆记载于其中。

第二节　个案记录之重要

个案记录之重要可分五点列举如左:

1. 个案记录可作社会个案工作员及医生与院方其他人员明了病人及其环境之助,以作有效之医药及社会治疗。盖工作员既将一切消息皆逐一记录,一则不致遗忘,再则可供自己与有关人之参考,及作有系统之分析。因此亦可作有效之计划及治疗步骤。同时此个案记录,既作存卷,工作员可随时参阅,就已往办理之得失,以作自己工作之借镜。

2. 个案记录系与其他机关合作之关键。各社会服务机关有时须来院探询某一病人在院之一切经过情况,正如医院社会个案工作员赴其他机关调查者然。此则悉赖查阅个案记录,以供给之,即工作员外出时,亦应详阅有关记录。

3. 个案记录可免因人事异动,工作不能照常进行。社会个案工作员有升迁、结婚或离职之情事,或有时因工作员之休假,招请短期工作者代理,此皆赖有个案记录之根据,使工作不致中断。

4. 有个案记录可免一再重询病人,致多烦扰。医院社会服务部已行结束之病案有时须旧案重提,关于过去经过既有记载,可不必再问病人。其正在办理中之个案如无个案记录,偶或遗忘,则必再向病人询问,给予许多烦扰,此不可不慎。对于病人之家属及亲友等亦然。

5. 至其他之功用,个案记录既可供教材及研究之材料,且有时可作法律上之证件,其重要亦可想见一斑。

第三节 个案记录之种类及用途

个案工作记录向无一定程式可循。不过最普通而适用之办法则分为首页(face sheet)之记录(参阅附录三),及历史段(history sheets)之记录两种。首页之记录系用最基本之事实以证明此病人及其所处环境之一斑,使人于阅读后即可知其梗概。从事急救工作之人员,大都只用此种记录。医院社会服务部之用此种记录,除上述之用途外,并可借此起点以寻求更多之线索。至于历史段之记录,则为医院社会工作步骤及结果之一切记录,此为个案记录之主体,其细目当详论之。

一、首页之记录

首页之记录所包括之纲目,不应过繁,宜具有永久性而无需加以解释者。著者所拟之首页纲目系参照协和医院社会服务部所应用者。此纲目可完全印出,或仅将宗教项目以上者印出,其他可随时因占用篇幅之多少由社会个案工作员决定。工作员对首页之纲目运用已熟,应将此纲目完全默诵,随手即可写出。

首页有时将医生之诊断、病室号数(或填入医院社会服务部之号数,但普通皆以医院之号数为号数,以求一致),写入右上角上。此页骤视之似颇简单,而实不然。第一,社会个案工作员之搜集消息时,即为第一次与病人或其家属之接触,此系与病人等成立关系之初步。其重要性已可想见而知。第二,此首页并非将消息循章填入即可,最要者须逐项填写清楚,并能得到确实之消息始为完满。著者兹特将填写首页之经验,逐项举出,于从事社会工作者,不无补益。

1. 日期 日期系一切记录中最紧要之一项,但此为社会个案工作员最易忽略之事,著者业师常因此而激怒。且有时仅填月日而遗落年次,当时以为可以记忆,但经一二年后,即易混乱,而复按无从,更不论三五年以后。年次之记录应以民国纪元①为主,或西历②均可。普通以西历纪元之写法为便,其简写如一九四二年六月五日可写作 6 - 5 - 42。

2. 号数 病案号数应以医院之总号数为定,以便于查考。医院所定每一病案之号数,分外堂号数(O. P. D. No.)及住院号数(Hospital No.)两种。病人来院时如先在外堂诊病,即有外堂号数;如住院即将外堂号数取消,改为住院号数。有时病人系直接住院者,即仅用住院号数。有病案室专司其事。社会个案工作员于

---

① 此书著成之时为民国时期,故著者建议采用民国纪元。——编者注
② 西历即公历,也称阳历,是国际通用历法。——编者注

写首页时,务须照录号数,如由外堂住院,即须随以更改,此不可不注意者。

3. 姓名　我国向有名与号两种,须询问清楚,用名或用号。并须注意病人是否用假名,或他人之名,是否在其他机关亦用此名。若干贫苦而无一定住所之人,仅有外号而无大名,如外出调查时,以其外号向人查询,如某某麻子或秃子之类,即可询得;如以其大名查询,人反不知。

4. 住址　详细住址与①调查极有帮助,故必须询问清楚,以有门牌者为最宜。无门牌者,必须询明其方向及大门及墙壁样式、邻居门壁样式等。最困难者,即病人不道出实在住址,或竟无此项门牌号数。不过此项事件占最少数,兹为防范起见,应多问其亲友等之住址。并询以前此曾住何处,如作事,现在何处作事。关于住址一项,病人亲戚之住址最不易询问,此为各工作员所公认者,故宜审慎将事。又其原籍通信处,务须记下,此于社会治疗及随访有莫大之关系。如其原籍不通邮政,可询以由市镇、商铺或亲友等转递之地址。据著者经验,对于远方病人多利用此法通信,十九可无问题。

5. 外观　如病人面貌、衣着、面部表情,皆包括此项内。

---

① 现多用"于",此后不再赘述。——编者注

6. 职业　务宜分辨清楚,不可仅写其为某界即足。如工人、商人、司书,任何界皆分若干种工作,并有甚多不同之等级,如能多写其从前职业,尤为完妥。

7. 家庭　第一,应填写其同居而有经济关系者,其次则填写远方宗族,而对病人关切者,再次则为在外工作者。不过普通首部页①即将同居而有经济关系者填入即可。

8. 产业　房屋,系瓦顶、草顶;田地,每亩之价值若干;商店,以何种营业为大宗,独营抑合伙,股本若干,营业情况如何。

9. 经济状况　此项应注意病人有虚报、假报情事。因有时病人为欲少出费用,故意示以贫穷,此亦不可不注意者。关于债目,应询其负债数字、利息、债主等。典当亦同。著者当作调查时,常设法亲见其当票。且有时代病人赎当,皆亲持当票赎取,则更为妥善。至于外援,系指机关及有关之个人而言。其援助方式,亦当逐一填入。

10. 印象　即关于病人现状之观察。于写完首页后,社会个案工作员对此病案之初步印象为何,如有发现之问题,亦可填写于此项之下。

11. 移转之日期　病人如由此科转入彼科,或由本院介绍至

---

① 根据后文,此处应为"首页部"。——编者注

其他机关,皆为移转,其日期须应记录者,为:出院日期,记法与住院等日期同;结束日期,分移转、出院、结束三项。在个案主体内,皆应有记载,以便于日后之翻阅。

二、历史段之记录

此种记录,非如首页可以列举纲要,而悉因个案情形之不同,而有不同之纲要,业经前述。凡与病人之会谈(有主张另存一处者),外出调查之结果,对社会治疗之计划,社会治疗之经过,及善后处理之详情等等,皆在此段记载之内。至于每段所应记录之详目如何,已于调查及社会治疗之各步骤中逐节论及,无需赘述。不过作此主段之记录,有七点应注意者,列举如下。

第一,此主段之记录,近今皆不采用印出之纲要,而由社会个案工作员自立题纲①,较之印出之刻板纲目方便而适用。工作员可将每段之工作总题写出,然后再写各段之题纲为宜。譬之某日之工作为家庭访视,则总题即写为"家庭访视"。至所会见之对方态度上之形容,即题为某某对方之态度;房屋,即题为房屋之情形。余可类推。但此处应注意者,即日期万勿遗漏,题纲务宜简短。

————————————

① 现多用"提纲",此后不再赘述。——编者注

第二，首页部已有者，此段无须重复，以及一切无用之详琐情事，不应记录。例如查得某一住址之困难情形，及在某地方与病人会谈等等，此种事项在工作过程中，至为繁琐。以及某某人一切不重要之动作，如在访问时伊正在洗袜，或正剥①梨皮等，均无须浪费笔墨。

第三，不应将工作员之理想，及对此个案之原理等写于记录之内，以免徒占篇幅，不著②实际。

第四，个案记录本为工作员自身及医生等共同使用，故此记录宜与医生护士及其他实验室之记录，共同存置一处（其与院方另有定议者不在此例）。但为显示区别，易于辨视起见，各不同单位所用纸张之颜色，应使各有不同。譬之北平协和医院之记录，医院社会服务部所用者为黄色纸，医生所用者为白色纸，护士所用者为蓝色纸是。其他医院有不分任何单位悉用同一纸记录者，但此法颇为不便，以不采用为宜。且以工作员与病人之会谈，借以建立彼此间之关系者，多占许多篇幅，并有极秘密之处，不能任便公开。此种记录应锁存于医院社会服务部之记录箱内，非经请求许可，不得任人翻阅。

第五，同一家中病人记录之办法。如系同家之病人在一人以

---

① 　根据文意，此处应为"削"。——编者注
② 　现多用"着"，此后不再赘述。——编者注

上者,则悉以其来院距离时间之最短为定,如在半年以内无大改变,其第二或第三病人之记录首页上,可写一简短附注,请参阅某某号数病案即可。至关于每一病人本人之全体记录,其姓名住址,则以重写为宜,如在半年以外者,以全体写出为是。

第六,与各机关来往之文件,其重要者亦以存入记录中为宜,其不重要者,可另存他处。

第七,个案记录即为治疗之助,而社会治疗之趋向,又在于明了病人本人之感情及精神方面之种种情况,以使其本人有自动独立之心理,则主体记录,亦宜对此点多加注意。

第四节　个案记录之方式

医院社会工作即为社会工作中之一种特殊社会工作,其历史虽较短,但在社会工作中已居一重要地位。故其工作方法与记录,亦有其不同之方式。此方式所包括者为:如何写法,所用语文,特别名词,各种称呼。

（一）个案记录之写法

个案记录之写法以叙述式(narrative style)为最普通,即以所观察及所听取之事实明晰写出即是,无须固事铺张。但有时须加以描写以便第三者可一阅而知其情况之梗概,并可引起阅者之兴趣。譬之社会个案工作员与病人之母亲会面时，其母颇感愉快，如以"笑脸相迎"等语句形容之自可使阅者得一具体印象。

且此种记录不应首尾相[1]连，致使阅者不易认清头绪。应分段叙述，并将该段之主点以题纲标出，俾便阅读。即以医生而论，彼平日皆忙碌异常，如此亦可便于翻阅。

（二）记录所用之语文

记录既为事实之写出，文言与语体任何一种均可。但为普及及便利起见，仍以语体为最宜。我国文字，其动词无过去与现在之分，故有许多便利。不过在造句上尤应谨慎。语句不可过于冗长，更不可稍涉含混，而以简单直接及明晰为第一要务，但所谓简单，并非用二三字包括若干意思，如"不合作""怀疑""很满意"等等短句，不宜使用。

（三）各种称呼记录法

在记录中社会个案工作案[2]应避免称"我"。为使读者易于辨识，以称"工作员"（worker）为宜，有时亦可称他或她。对病人之称呼，可直称"病人"，不可称案件或个案。

（四）特别名词之举例

从事医院社会工作，不论在口谈或记录方面，均有其专用之短

---

① 原文不清，据文意补"相"。——整理者注
② 疑有误，此处应为"社会个案工作员"。——编者注

句名词,此亦由其他社会工作逐渐演变而来。此等名词包括之意义甚多,在应用上颇为便利,社会工作员不可不知。我国医院社会工作之历史尚近,最初皆设置于外人①所立之医院内,故所用短句及名词多为英语,且无一定译注。著者特节译一部,以作记录之参考。并为便利计,将此等短句及名词分为八类,即普通类、调查类、讨论类、计划类、治疗类、善后处理类、记录类、研究及教育类(参阅附录四)。

第五节　个案记录之程序

医药个案记录之程序随时有所变更。其最早者系用日记记录法,以记录每日零星之事件,亦偶有摘要。但随社会工作之进步,其个案记录法亦随之而改进。近今最普通之记录程序,系采用顺期记载法,然后在相当时期(每月、每半年或在结束时)作一摘要。此种摘要即个案中最重要事实之陈述,包括该个案之一切,及社会个案工作员所未记录之材料。其事项则分七种,即社会治疗之摘要、分期(之)摘要、结束(之)记载、移交(之)记载、诊断(之)摘要、治疗(之)检点及个案之缩短是②。兹特分述如下:

---

① 此处指"外国人"。——编者注
② 根据下文,此句中补充"之"字。——整理者注

（一）社会治疗之摘要

一病人之社会历史，不论采用任何方法记录，如系一问题繁多之个案，常占数页之记录。以此不惟在写，或打字上多费时间，即阅读亦更较写作费时；因对此零碎之事实，读者须运用思想以扼扶其要点。为便于参阅计，必须将病人之社会历史摘要记述。如所记者系零星片段之材料，或仅在解决急性之问题，或系注意工作员与病人之会谈，则此种摘要应采用日记方法。因日记法可以显示研究及治疗之顺序，能使读者省去许多时间，且能述出经过之事实之原委。

（二）分期之摘要

所有普通个案及利用社会资源之个案，采用分期摘要法最为适宜。此法可于每月、每三月或半年，摘要记录其事件发生之事实，及治疗程序等。譬之寄养小孩于某一家庭，常无任何甚大之变化，即依照此法在三个月中将小孩三个月体重之增加，及对于环境之适应，作一摘要，亦无不可。

（三）结束之记载

此为最旧式之记录法，可用一短句作结束。如"病人已照常工作"或"其家已搬走"等，或包括下列诸点：如个案开始时之情况，问题之发生，供献及治疗，进步及结果。但无论如何，此结束之记载应，只限一段；关于诊断及治疗，以少提为尚；个案之结束日期，应勿忘记。

（四）移交之记载

此种记载多置重于治疗之程序，移交之理由及机关；尤不可遗漏移交之日期。如某病人之疾病已经治愈，其社会问题为失业问题，嗣经社会工作员与职业指导处合作，代谋一适当职业，此个案即可移交于职业指导处，而作移交记录。同时在同一医院中，如一病人由内科入外科，此内科社会工作员即须将此个案移交外科，亦须作一移交摘要。依普通办法，病人既已转科，其一切社会问题，应归接受者办理。但亦有不依此办理者，则不在此列。

（五）诊断之摘要

包括历史及现在情况，应有一段述及预定之治疗及预测。此种摘要有时近似一病人之社会历史，不过主要者系历叙其社会问题而已。

（六）治疗之检点

此为按期或偶然之摘要陈述，及分析治疗之程序所用之方法。于此对治疗之反应、进步、未来治疗之计划、预断及所采用之方法，加以批评。

（七）个案之缩短

此种摘要系个案开始以至结束之事迹之缩写。可包括以上之六项，将主要之事迹、对个案之解释、治疗之检讨等，紧缩写出。此与结束之记载略似,不过结束摘要范围较小,其时间亦有不同而已。

第六节　病案及卡片之应用

一、病案管理法

医药个案记录(或称病案),向分三处存置。其在外堂之病人,存于外堂病案室;正在住院之病人,即存于病房;已经出院之病人,即存于住院病案室。其总号数普通皆在住院病案室保存,医院社会服务部之记录,系与其他部之记录合订一处,社会工作员除对正在病室之少数病案易于查阅外,其他病案,皆须在各病案室阅读。有时须继续填写记录,更非至病案室不可。

二、卡片之应用及种类

医院社会服务部成立日久,其病案史当即随之增多。社会个案工作员自不能每次至病案室查询号数。加以每一工作员皆有其特殊之工作,故各工作员为求工作之便利及秩序计,皆应有其自己之卡片箱。而医院社会服务部,另有总卡片箱,系将所有工作员之病人卡片,另作一份存入,以便参考(参阅附录五)。

第六章　服务守则

第一节　个人

　　医院社会工作系一种专门职业，其社会个案工作员当亦为专门之人才，此点自无疑问。但此种专门人才之养成、处事接物之方法，及医院社会工作之技能等，皆与医院社会工作之成败，有莫大之关系。兹就著者经验，一一列出其要点如后。

一、社会个案工作员之养成

　　（一）学识之养成

　　社会个案工作员之学识，以大学毕业以及社会工作为主修科者为尚。此一人选不仅应有社会之眼光，并须有文学嗜好者。俾在文学陶冶中，对于认识个人之品格及社会情况上，给与①工作员不少之暗示。此外医院社会工作既为一种科学工作，欲求社会问题之解答，及工作之圆满，则工作员对于有关之数种科目，必须有所借助。此数种科学为生物学、经济学、教育学、法律学、医学、精神病学、心理学、社会学等。上述科学所包括者如疾病、入款、生活程度、遗传、行为、动机、预算、营养、心理测验、精神分析等，无一而非吾人每日所常遇者。但一人之精力及时间，终属有限，如经济、教育、社会之三种社会科学，在校时尚可读到，其他医学及自然科学，则多不易兼顾。但据著者经验，当初入医院工作时，深感对医学名词、一般疾病情形、病人心理之隔阂，感觉困难。但著者并未因此灰心。嗣由于部主任之安排，常请各医科教授讲演，借以增加许多知识。同时于每日暇时阅读病案，对夙不熟悉之医药名词，即翻阅医药辞典或向主任及医生请益。并于医生巡视病房时，随同听讲。于开个案会议时，亦可学习医学术语。医生在外堂及病室检查病人时，著者亦随同看视。因此对病情亦可逐渐略知其梗概。并为多多明了各科之情况，乃每隔相当时日，即改换一科工作。如是在五六年后再与医生谈话及谈病案史，已无若何困难。即对于一般疾病，

① 现多用"给予"，此后不再赘述。——编者注

观其病情,即于诊断、治疗、预测,获知一二。不过当时仍感困难者,即对病人心理之测验,与精神病学,尚无把握。其后遂要求转入脑系精神病科,在一附属精神病院内从事社会工作五年之久,终日与心理学家、精神病学家、精神分析家相往还,学习心理测验、精神病检查。因之对于心理之测验、态度及动机情感等之研究、精神病之诊断治疗、精神分析之方法,并有所心得。其新由学校至医院社会服务部工作者,亦可采用此种方法,俾得逐渐养成其应有之学识。

（二）经验之养成

社会个案工作员除思想应丰富而灵敏外,最要者在能遇事有办法。此种才能固有先天之关系,然亦有工作经验之关系。工作年限愈多,经验即愈多。据著者所见,某一人对此工作具有兴趣,即应认此为终身职业,年龄愈大,经验愈多,工作能力即愈大。此外,在同部应接受高级职员之指导,如遇困难,即学习解决之方法。凡事忍苦任劳,虽小事亦必躬亲为之,经验即可增多。因经验系从学习中得来。社会个案工作员正如医生然,经验愈深,作事即愈有把握,社会工作亦易于推行。著者曾忆各医院于添设社会服务部时,皆向北平协和医院征聘人才,主任教授所推荐者,悉为经验丰富之人,即系此意。

二、处事接物之方法

社会个案工作员工作之成功，与其处世之方法有莫大之关系。因工作员每日必接触多方面之人士，如与任何方面发生龃龉，工作即不易进行，尤以本院部同仁为最重要。本院部之同仁中应特别留意者，第一为医生，第二为其他同仁，第三为本部之同工。

（一）与医生之接触

按著者经验，医生对社会工作明了者固多，其不明了者，亦复不少。常有医生以社会服务部为赘余，可有可无。于是应介绍至社会服务部之病人，皆不作介绍，或有时故意掣肘。此外，医生中尚有性情暴躁、言语态度常令人难堪者。社会个案工作员应付此辈不明了社会服务部工作之医生，其法（如下）。第一，力求工作之表现。社会工作果能协助医生作较快而正确之诊断，并能助其治疗工作之完成；乃至医生有何问题研究，工作员即可在随访工作中协助其搜集材料。久之，即可使医生对于社会工作，有一深刻之认识。第二，社会个案工作员对于性情暴躁之医生，应采和蔼之态度，可勿①因一时口角而伤和气。有应询问之医药问题，以请教于高级医生为宜。因其地位愈高，非但性情愈益温和，有时且可启发

---

① 疑应为"勿可"。——编者注

工作员以更多之门路。医生中之最易接近者，为脑系精神病科及各慢性病科、骨科、产科、小儿科之医生。因此类医疗工作有待社会个案工作员协助之处较他科为多。不过工作员之主要对象既系病人，自宜不分任何科别。

（二）与本院其他同仁之接触

对本院其他同仁宜取上和下睦之态度，一切依医院规章而行，自无若何困难。如院方经费充裕，对职工有职工福利部之设置，由社会个案工作员担任其事。北平协和医院即有此项设置，由有经验之工作员主理其事，专司职工疾病、雇用、辞退、借款、工作纠纷、生育、死亡、娱乐等事项，及其他一切社会问题。如此则职工之发生问题者，既有解决之路，其工作效率亦可增加。

（三）与本部同工之接触

本部同工既为志同道合之人，极易相处。平日常有个案讨论会、谈话会，及主任教授演讲会，常可聚首一堂。此外，各同工并可组织交际会等，于感情之培养上更有裨益。医院社会工作，系分工合作性质，每一工作员有其自己之岗位，但常有病人之须转科者，第一主管之工作员必须将病人情况与接受[①]者说明，并制送转移摘要。按著者所知，社会个案工作员间最易发生误会之处，即为病

---

① 　根据下文，此处改为"接收"为佳。——编者注

人之转移。因病人既经转移他人,本身工作即可减轻。但其第一工作员虽欲转移,而接收者有时认为尚不至转移时期,以致界限不清,误会丛生。其最好办法,莫如先行请示督导员或主任,予以指导,同工间再有一番讨论,即无任何问题发生。

三、社会个案工作员与病人

社会个案工作员之对象既为病人,医院之整个工作亦为病人,而社会一切资源凡能为医院社会服务部所利用者,均用之于病人,故病人实为一切工作之中心,工作员每日与病人接触,对自己之言谈举止应特别留意。当与病人会谈或病人有所要求时,工作员应表示同情之态度,安心静听,万勿显示淡漠或傲慢之态度,应知病人因疾病之缠绕,或其他种种社会问题之压迫,不免失去其自信心,此时,工作员已变成其最可靠之良友。若引导得法,即能使病人在身体及精神方面得以恢复原状,否则病人即有不测之危险。

按著者经验,病人多如孩童,倘能稍加抚爱,即感异常愉快。其故作骗词,或不合作者,实为少数。社会个案工作员所应注意者,即在病人痛苦呻吟中不必勉强与谈。对于所要求之事项,可代为办理一二小事,如代为写信,或遣人代邀其家属来院等,使对工作员发生信仰。如是则一切计划可得病人之澈底明了与合作,不致失败。否则予病人以任何之帮助,亦归无效。著者曾忆一病人,社会个案工作员顾念其出院后生活无着，为之设计养鸡。病人因一时之兴会，亦乐于实行。但病人当时以此为对彼之救济，自身处于被动地位，一切皆赖工作员代为安排，且于养鸡事业，实无甚信心，每日抽取养鸡费用在小饭馆便餐。结果，小鸡羽毛全行脱落。

其次即病人之自信力问题。病人既已失去其体力及社会方面之平衡，往往自认已失去原有能力，不堪重整旗鼓，以应付来兹。此种情况，尤以儿童及残废者为然。吾人于社会治疗时，第一要务系改变病人之态度，使彼早日恢复其自信心。否则吾人所予之任何协助，终将失败。至恢复其自信力之方法如何，此无他，即对其前途应给予一定之保障是。譬之一伤残军人，上肢或下肢已经残缺，国家虽有粮饷之赡抚，而无衣食之虑。但终不免对自己前途发生忧惶，自觉不如他人。以此渐失其自信心而堕落者，所在多有。如教以一种相当技能，即所谓职业之治疗；或就其已有之技能而设法恢复之，如是则病人因前途有所保障，即可无所顾虑，其自信心亦可恢复。

第二节 职　　业

一、在医院之地位

医院社会工作系一种专门工作，并需此项专门人才，从事工作,已如上述。其职业正如医生与律师然,其在医院之地位,亦应与医生同等,享受同等待遇。北平协和医院社会服务部于成立之初,除主任一人外,余均为中学或同等学力者。工作员之程度与医生过相悬殊,无论工作效率如何,总招歧视。虽经部主任一再作有意之提高,仍不能与医生享同等之地位。因于二三年后,逐渐改聘大学及国外留学者来部工作,其在医院之地位,遂因以提高。

二、性别问题

医院社会个案工作员,既须细心镇静,性情柔和,故从事此种职业者,两性相较,终以女人为宜。即作家庭访视,女人亦较男人便利。此外,如写病案史等工作,女人尤以细心见长。从事此种工作者在美国多为女人,自非偶然之事。历考其有关医院社会工作之出版书籍,凡指称工作员之处,皆作"她",而少用"他"字。我国因社会情形不同,医院之各科中如花柳、泌尿及骨科等,仍以男性工作员较为方便;小孩、妇产两科,则以女性工作员为宜。其余各科,男女性工作员均无多大分别。不过按著者经验,出外访视时,如往军队、衙署等处,又以男性为宜。

医院社会工作之职业,适宜于女性,已无疑问。其唯一困难,即女人多于工作中途结婚,由生育或其随夫远适,遂不得不辞去职务,因此女性工作员之人事异动甚多。以协和医院社会工作员而论,其女性同工每年因结婚而去职者,平均即有百分之五十以上,其影响工作之继续性者甚大。

第七章 结 论

第一节 医院社会工作之需要

疾病问题为社会问题中之最重要而急待解决者，其事实及原理已详见于本书各章。盖吾人对于社会之建设、经济之开发，与夫政治之改进，固为急需；而对疾病之防护与治疗，尤为不可或缓之企图。当兹国际角逐剧烈之期，人力实为一切力量之基础。欲期我国人口死亡率之减低，国民体格健康之保护，一切公共卫生事业，与夫治疗之设备，皆为当前之要务，而医院社会工作在医药卫生制度推行中，协助个人解除其因疾病而发生之社会问题，防治社会病态，调整社会关系，有裨于社会建设者尤大。

盖医院社会工作，不仅在辅佐医生从事疾病预防与治疗之治本工作,对于因疾病而产生之社会问题,及因社会问题而引起之疾病问题,种种连带之关系,足以影响社会之安宁与进步者,正有待于医院社会工作设施以防治之。此点已为社会事业家及社会人士所公认。自其远大目标而言,此种工作之需要,已若是矣;至如此种工作方法之进步,及所予其他社会服务机关之供献亦足称许,当为热心社会事业人士所乐于提倡者。

第二节　医院社会工作之展望

医院社会工作之重要如此,际今我国社会事业积极建设时期,自宜由政府倡导,促起社会人士之注意,以期此项工作设施之普遍推行。其前途之发展,自无疑问。如是则中央与地方所设之医院,及私立医院(以有医护学校之设备者为最适宜),原无社会服务部者自可逐渐增设,其已有此种设施者尤当善为扶植,以遂其发展。其他如教养院、各后方医院,及卫生实验院等,如能酌增此种设施,则所以为病人谋福利,为社会求进步者,所关正非浅勘。

附　　录

附录一：社会服务机关之举例

（一）私立机关

a. 家庭福利协济会　以办理个人、家庭暂时或永久不能自己负责之家庭个案工作为主旨。其着重点，系在家庭之需要，因病失去入款、失业、失学及无知识、家人关系之不合等皆是。

b. 老人院　（按在我国亦多公立者）分男女老人院，及夫妇老人院三种，收纳时多有年龄之限制。

c. 教会　各教会对于其本会教友，多有协助办法。

d. 男女青年会　除会员之活动外，亦有各种救济事业，如职业介绍、学生工作等。

e. 救世军　多有设立粥厂、施舍棉衣，及设立孤儿院等种种救济工作。

f. 外侨救济会　因国籍不同,而有不同之救济会。

g. 同乡会　分县、省同乡会二种,对同乡之流落者,多有救济办法。

h. 红十字会　除救护伤病兵及平民外,对永久残废之病者,亦有社会服务部之协助指导,使残废者有所依归。

i. 行会　按我国旧习,各行各艺,皆有其自己之行会,对于同行之疾病者,或其他困难情形,亦有救济之办法。

（二）公立机关

a. 救济院　专为收容平苦市民而设,多有男女救济院之别。

b. 乞丐收容所　专收街头之乞讨者。

c. 妇女习艺工厂　多以收容妓女为主,有时名为济良所,然亦有为贫苦妇女而设者。

d. 儿童保育院　（按在我国亦多私立者)专收战区及沦陷区等贫苦无依之儿童。

e. 各种卫生机关　如卫生院、卫生实验所、防疫处等。

f. 社会处　办理各种社会事业,如团体福利、职业介绍等。

（三）公私立均可之机关

a. 医院　医院社会服务部之与外界联系方面,以与其他医院发生之关系为最多,如介绍病人、交换消息等等。医院有普通医院、精神病院、传染病院、产科医院、肺病疗养院、妇婴医院多种,医院中若有社会服务部之设立者,则更易取得联络。

b. 社会消息交换处 各社团之个案皆有登记,凡个案之接收,应先询此处此个案曾否在其他机关办过,以免重复。如此个案已在他处得过协助,借此可与原办理机关取得联系。

c. 残废院 专以收容四肢残缺或瞽目者等残疾病人而设,若无专设之低能儿学校,此种残废院亦兼收容。

d. 育婴堂 专以收容无怙婴儿为主,非婚生子之送往寄养或遗弃者亦有。

e. 托儿所 父母亲工作时,可将儿童寄托所内,返家时带回,然亦有按月交费将儿童寄养该处者。

f. 学校 除公私立各级学校外,有聋哑学校、瞽目学校、职业学校等,可供学生病情及品行分数等之消息,并可按学校之性质以介绍病人前往就学。

附录二：随访问题表

（一）对外、骨、瘤科病人用者

1. 出院伤口情形如何，复发、渐愈、全愈。

2. 如复发情形如何，现是否就治，如何治疗，是否再来医院。

3. 现在工作否，如已工作，系何种工作，每日工作若干小时。

（二）对产科病人用者

1. 出院后已照旧工作否，如已工作，由何时起始。

2. 月经如常否，如有病症，系何情形。

3. 婴儿由自己哺乳否，如否，系因乳汁不足或其他原因。

答表人：

年　　月　　日

注释：此种问题表因系往远方邮寄，有时系寄给不识字之病人，故以简单为宜。

附录三：首页记录大纲

首页

外堂号数 O. P. D. No.

日期： 年 月 日 科别： 外堂号数： 住院号数 Hosp. No.

姓名	年岁	性别	已否结婚
			鳏寡分居
现在住址			
宗籍通信处			
亲友住址(可举一二最关心者)			
职业	入款	宗教	由何机关或个人介绍来院

家庭概况				
关系	名字	年岁	职业	入款

产业	房屋间数： 田地亩数： 铺业等：
经济状况	积蓄： 债目： 典当： 有何外援：
现状	印象： 对病人帮助之初步：
移转日期	出院日期	结束日期

社会工作员签字：

附录四：特殊名词之举例（按医院社会工作名词，尚无标准译名，以下所举，多系著者个人意译）

（一）普通类

普通案 routine case

急案 emergency case

意外案 accident case

复作旧案 case respond

求助者（包括病人、穷苦人、一切有社会问题者）client

医药个案工作 medical case work

个案工作员 case worker

个案数量 case load

长期案 intensive case

（二）调查类（investigation）

会谈 interview

接受会谈 intake interview

请助之会谈 application interview

紧急会谈 emergency interview

社会调查 social investigation

家庭访视 home visit

目睹证据 real evidence

特别证据 circumstantial evidence

测验证据 testimonial evidence

双层询问（如给病人亲友写信，同时又给机关去信调查）

duplicate inquiry

心理测验 mental test

证明材料 identification material

状况① financial condition

医药社会问题 medical social problem

社会团体 social agencies

目前情况 present situation

诊断 diagnosis

查得事实 findings

（三）讨论类（discussion）

个案会议 case conference

个案分析 case analysis

治疗检讨（分析权衡指出特点）treatment evaluation

个案报告 case presentation

---

① 应为"经济状况"。——整理者注

（四）计划类（planning）

社会治疗计划 social planning[①]

预测 prognosis

（五）治疗类（treatment）

关系治疗 relationship treatment

社会治疗 social treatment

精神分析 psychoanalysis

职业治疗 occupational therapy

职业指导 vocational guidance

解释病情 interpretation of disease

资源利用 use of resources

环境适合 social adaptation

移交 referral

转科 transfer

抱养 adoption

寄养家庭 foster home

机关养护 institutional care

采取[②]的行动 action taken

---

① 应为"social treatment planning"。——编者注
② 原文缺"取"字。——编者注

（六）善后处理（after care）

疗养院① hostel

随访接触 follow up contact

个案结束 case closed

（七）记录（recording）

个案记录 case recording

首页 face sheet

社会个案史 social history②

续页 continuation sheet

顺期记载 chronological entry

分题记载 topical arrangement periodic summary

分期择要（注重事实结果治疗程序）periodic summary

诊断叙述（等于治疗之重述）diagnostic statement

间距历史（系转移而来接收之间的记录）interval history

个案记载 case accounting

记录程序 recording of process

---

① 疑应为"调养院"。——整理者注
② 疑应为"social case history"。——整理者注

附录五：医院社会服务部应有之各种卡片

（一）证明卡片（identification[①]）

此种卡片系存在医院社会服务部之总卡片箱内者，任何有关人欲查某病人是否为医院社会服务部所管之病人，即可查此卡片。每一社会工作员承管一新病人时，须立刻写一卡片放入总卡片箱内。此卡片上应注明姓名、年岁、性别、病案号数、科别、住址及社会个案工作员签字，至于排放办法，可参阅图书馆之排法，若用罗马拼音法，当按字母之先后排列，较为简单。此为卡片管理之第一步，社会工作员万不可将此遗漏。

（二）个案记载卡片（case accounting card）

此卡片系专为社会个案工作员自己所用者。其用途一方面可翻阅此卡片即知病人之大概情形，以免每次去查阅病案。因在此卡片上印有姓名、号数、年岁、性别、科别、家庭住址、社会问题、计划、服务工作、备考等题目。书记或自己可从病案上将各事宜抄下，或随时将该案摘要用简单语句记此卡片上。再工作员可将此种卡片，按办理情形之不同，分在各标题之内，以便按照标题所定之事项办理，以免遗忘。如将卡片分为进行案（active case）、不急

①　疑应为"identification card"。——编者注

进行案(passive case)及结束案三种。在第一种或第二种内可再分须访视者、等待移交他机关者、正在管护中者、宜随访者若干种,即系此意。

（三）随访卡片(follow-up card)

此随访卡片,系指定期随访而言。外科、瘤科、骨科、产科,多用此定期随访。此皆由该管之社会个案工作员承办,或指导一书记办理。按著者所知,此种病人皆为第一次施行手术后,三个月随访一次,六个月第二次,一年第三次,二年第四次,五年无变化即结束。产科在二年内即结束。普通于随访到期前去随访函相邀,如病人不来,即由工作员前往访视,如系外乡者,即函寄随访问题表,请其填好寄回。

（四）特殊卡片

此种卡片系多为管花柳科、心脏病、肺结核病,各科之社会个案工作员所用。因此等病人之问题多为特殊,而应回院之随访时期又不一定,故工作员皆喜另立卡片,以便适用。此外有为研究而备之卡片,如研究社会问题、社会治疗、经济问题、家庭问题等皆是。

参考书目

一、中文部分

马宗荣. 社会事业与社会行政[M]. 贵阳：贵阳文通书局,1942.

孙本文. 社会学原理(上册)[M]. 上海：商务印书馆,1934.

卜愈之. 社会学及社会问题[M]. 上海：世界书局,1931.

二、英文部分[①]

American Association of Social Workers，Malford Conference，
Social Case Work，Genetic and Specific，American
Association of Social Workers，N. Y.，1935

---

① 　为方便读者查阅,本书按原版复制英文参考文献。

Bulletin of The New York School of Social Work，April 1938，

N. Y

Cannon M. A. & Klein P. : Social Case Work，Columbia

University Press，N. Y. , 1936

Hamilton，Gordon: Social Case Recording，Columbia University

Press，N. Y. , 1938

Richmond，M. E. , Social Diagnosis，Russell，Sage Foundation，

N. Y. , 1936

Stelsle，Charles，Twenty Years of Social Service at Bellevue and

Allied Hospitals，1907 to 1926，New York City，N. Y. ,

U. S. A.

后 记

　　自 1912 年北京社会实进会成立算起，中国社会工作已经走过了 100 多年的历程。无论其中经过了多少反复，中国社会工作终于蓬勃地发展起来了。在 100 多年的发展过程中，中国社会工作理论界和实务界留下了许多珍贵的历史资料，直至今天，它们仍然是中国社会工作向前发展的动力源之一。为了深入发掘中国社会工作的宝贵遗产，以服务于当下的社会工作事业，我们特别推出"中国社会工作史料汇编"（第一辑）。

　　"中国社会工作史料汇编"（第一辑）共有 6 种图书：《社会工作导论》（蒋旨昂著）、《现代社会事业》（言心哲著）、《医院社会工作》（宋思明、邹玉阶著）、《精神病之社会的因素与防治》（宋思明著）、《社会救济》（柯象峰著）、《社会事业与社会建设》（复旦大学社会学系编）。

为尊重历史与保持原书概貌，这次整理仍沿用原书体例与用词，没有作任何更动。为方便现在读者的阅读，整理者对原书中的个别地方添加了注释，并作了明确标注。

本书系根据 1946 年中华书局版本整理，整理者为王春霞。

"中国社会工作史料汇编"（第一辑）编辑委员会

2018 年 10 月